麻醉与疼痛

主编 张冬梅 等

吉林科学技术出版社

图书在版编目（CIP）数据

麻醉与疼痛 / 张冬梅等主编. -- 长春 : 吉林科学技术出版社, 2022.8

ISBN 978-7-5578-9518-1

Ⅰ. ①麻… Ⅱ. ①张… Ⅲ. ①麻醉学②疼痛－诊疗 Ⅳ. ①R614②R441.1

中国版本图书馆 CIP 数据核字(2022)第 112459 号

麻醉与疼痛

主　　编　张冬梅 等
出 版 人　宛　霞
责任编辑　赵　兵
封面设计　猎英图书
制　　版　猎英图书
幅面尺寸　185mm×260mm
开　　本　16
字　　数　157 千字
印　　张　6.375
印　　数　1–1500 册
版　　次　2022年8月第1版
印　　次　2022年8月第1次印刷

出　　版　吉林科学技术出版社
发　　行　吉林科学技术出版社
地　　址　长春市南关区福祉大路5788号出版大厦A座
邮　　编　130118
发行部电话/传真　0431-81629529　81629530　81629531
　　　　　　　　81629532　81629533　81629534
储运部电话　0431-86059116
编辑部电话　0431-81629510
印　　刷　廊坊市印艺阁数字科技有限公司

书　　号　ISBN 978-7-5578-9518-1
定　　价　38.00 元

前言

麻醉科医师必须考虑其科学性、合理性、安全性、规范性。通过数十年的临床实践，麻醉医师在应用药物治疗疾病开列处方时，不仅要掌握药物的药理特性、应用原则、用药剂量、给药途径、联合用药、疗程长短等，而且要慎重衡量患者的病情、年龄等情况。正确选择与合理用药，方能使药物发挥最大治疗作用，且不产生或少产生不良反应。疾病的临床表现千变万化，切不可生搬硬套，要密切结合患者的具体情况，因人而异，因病型、病期而异，合理选用处方，结合手术和其他治疗，以制订和采用最佳治疗方案。

目录

第一章　神经外科手术麻醉

第一节　颅脑创伤手术的麻醉

颅脑创伤（TBI）是指头部遭受撞击或贯穿伤，引起脑功能障碍。在所有创伤中，颅脑创伤往往是最严重和危及生命的，是导致儿童和青壮年残疾和死亡的首要原因。TBI 围手术期正确的麻醉管理对改善患者的转归至关重要。

一、颅脑创伤的分类和病理生理

按照创伤发生时间，TBI 可分为原发性颅脑创伤和继发性颅脑创伤。原发性颅脑创伤在创伤即刻发生，是对颅骨和脑组织的机械撞击和加速挤压引起的颅骨骨折和颅内损伤，主要有脑震荡、弥漫性轴索损伤、脑挫裂伤和原发性脑干损伤等。目前还没有应对原发性颅脑创伤的有效办法。继发性颅脑创伤发生于伤后数分钟、数小时或数天后，表现为源于原发性损伤的一系列复杂病理生理过程，主要有脑水肿和颅内血肿，后者按血肿的来源和部位又分为硬脑膜外血肿（通常是由于颅骨骨折和硬脑膜动脉或静脉窦破裂所致）、硬脑膜下血肿（通常是由于大脑皮质和脑膜之间的静脉撕裂所致）和脑内血肿等。最常见加重损伤的因素包括缺氧、高碳酸血症、低血压、贫血和高血糖，这些因素都是可以预防的。伤后数小时或数天若出现癫痫、感染和败血症会进一步加重脑损伤，必须及时防治。继发的神经损害和全身性并发症是可以预防和治疗的。颅脑创伤管理的目标是采取及时有效的措施预防继发性脑损伤。

TBI 后典型表现为颅内血肿形成、脑血管自主调节功能障碍、颅内压（ICP）升高和脑血流（CBF）降低。创伤局部 CBF 降低导致脑细胞缺血缺氧，引起细胞毒性脑水肿，而 TBI 又常常伴发不同程度的血脑屏障（BBB）破坏，并发血管源性脑水肿。由于颅腔是一个几乎封闭的结构，颅内血肿和脑水肿的形成都会导致 ICP 升高，这时机体会启动代偿机制抑制 ICP 的增加，初期以减少颅内脑脊液容量为主，后期全脑 CBF 进一步降低，形成缺血-水肿恶性循环，最终导致脑疝。

TBI 后还会引起全身其他器官系统并发症，在呼吸系统可表现为呼吸节律异常、舌后坠、反流误吸、支气管痉挛和肺不张等，TBI 后剧烈的应激反应可引起急性神经源性肺水肿。由于出血、呕吐和脱水利尿治疗等因素，绝大多数 TBI 患者伴有不同程度的低血容量，但临床上机体为了维持 CBF 的代偿性反应以及应激状态，多表现为高血压，高血压反应又会引起反射性的心动过缓。当创伤累及心血管运动中枢时会出现各种心律失常，当心电图出现高 P 波、P-R 和 Q-T 间期延长，以及深 U 波、S-T 段和 T 波改变、严重的室性早搏或传导阻滞时提示预后不良。TBI 患者还常常伴发高热、应激性溃疡和弥散性血管内凝血等。

二、颅脑创伤的麻醉管理

TBI 患者围手术期管理的重点是内环境，避免引起继发性损伤的全身和颅内损害。继发性脑损伤加重病情，严重影响预后。麻醉管理目标是迅速恢复心肺功能、维持脑灌注压（CPP）和脑供血供氧，降低 ICP，减轻脑水肿，避免继发性脑创伤。

1．TBI 患者的麻醉前评估

对 TBI 患者的诊治要争分夺秒，应在最短的时间内对患者的脑创伤程度、呼吸和循环状态进行快速评估，包括既往病史、受伤过程和时间、最后进食水时间、意识障碍的程度和持续时间、ICP 情况以及是否并发颈椎、颌面部和肋骨骨折以及内脏器官出血等。通过已有的辅助检查如头颅 CT、MRI、胸部 X 线片、血常规、出凝血时间、血生化、电解质和血气分析等迅速了解患者的一般状态并制定麻醉方案。

TBI 患者的预后与入院时格拉斯哥评分（GCS）、年龄、循环呼吸状态、继发性颅脑创伤的救治等因素相关。重度 TBI（GCS≤8）患者死亡率可达 33%，轻度（GCS 13～15）和中度（GCS 9～12）TBI 患者 50%可能后遗致残和认知功能障碍。

2．TBI 患者的呼吸管理

TBI 患者多为饱胃，且常合并颅底骨折、胸部创伤和通气不足等。大多数轻、中度 TBI 患者的呼吸功能仍可维持稳定，无需紧急气管插管，但应尽早实施面罩吸氧，密切观察，可待麻醉诱导后进行气管插管。GCS≤8 分的 TBI 患者应尽早行气管插管以保护呼吸道，并进行有效呼吸支持。

2%～3%TBI 患者合并有颈椎骨折，而 GCS≤8 的重型 TBI 患者可高达 8%～10%。颈椎骨折患者进行气管插管操作有导致进一步脊髓损伤的风险，因此除非已经有影像学指标明确排除颈椎损伤，在插管过程中所有患者都应进行颈椎保护。插管时由助手用双手固定患者头部于中立位，保持枕部不离开床面可以维持头颈部不过度后仰，颈部下方放置颈托也有助于保护颈椎。颈椎固定后增加了喉镜暴露和气管插管的难度，而 TBI 患者对缺氧的耐受性很差，必须事先准备好应对插管困难的措施，如训练有素的助手和各种插管设备等，紧急时应迅速行气管切开。颅底骨折患者经鼻插管和置入鼻咽通气道有可能损伤脑组织，属相对禁忌证。

麻醉中应保证 PaO_2 在 100mmHg 以上。合并肺挫伤、误吸或神经源性肺水肿的患者需要呼气末正压通气（PEEP）来维持充分的氧合，同时应尽量避免过高的 PEEP 导致 ICP 显著升高。

过度通气可引起脑血管收缩、减少脑血容量而达到降低 ICP 的目的，但近年来其应用价值受到了广泛质疑。在 TBI 的早期 CBF 通常是降低的，过度通气会进一步降低 CBF，加重脑缺血。在 TBI 后 5 天内，尤其是 24 小时内要避免预防性的过度通气治疗。过度通气的缩血管效应时效较短，研究发现其降低 CBF 的效应仅能维持 6～18 小时，所以不应长时间应用，尤其不能将 $PaCO_2$ 降至 25mmHg 以下。对 TBI 患者是否采用过度通气应综合考虑 ICP 和脑松弛等方面因素，尽量短时间使用。过度通气后将 $PaCO_2$ 恢复正常范围时也应逐步进行，快速升高 $PaCO_2$ 也同样会干扰脑生理。

3．TBI 患者的循环管理

TBI 患者往往伴有中枢神经反射，在循环方面表现为高血压和心动过缓，是机体为了提高脑灌注的重要保护性反射，所以在此时不可盲目地将血压降至正常水平。ICP 升高的患者若伴有低血压会严重影响脑灌注，应进行积极纠正。心率若不低于 45 次/min，一般无需处理，若用抗胆碱药宜首用格隆溴铵，阿托品可通过血脑屏障，可能引起中枢抗胆碱综合征，表现为烦躁、精神错乱和梦幻，甚至可出现惊厥和昏迷，应避免用于 TBI 患者。TBI 患者出现心动过速时常常提示可能有其他部位的出血。

TBI 早期 CBF 大多先明显降低，然后在 24～48 小时内逐步升高，TBI 后脑组织对低血压和缺氧十分敏感，多项研究证实轻度低血压状态就会对转归产生明显不利影响，所以目前认为对 TBI 患者应给与积极的血压支持。

正常人 MAP 在 50～150mmHg 范围内波动时，通过脑血管自动调节功能可使 CBF 保持恒定，而 TBI 患者这一调节机制受到不同程度破坏，有研究表明，1/3TBI 患者的 CBF 被动地随 CPP 同步改变，所以此时维持 CPP 在 60mmHg 以上对改善 CBF 十分重要（儿童推荐维持 CPP 在 45mmHg 以上）。

对于无高血压病史的 TBI 患者，为保证 CPP＞60mmHg，在骨瓣打开前应将 MAP 维持在 80～90mmHg 以上。血压过高也会增加心肌负担和出血风险，应给予降压治疗，但一定小剂量分次进行，谨防低血压的发生。手术减压后（打开骨瓣或剪开硬膜）ICP 降为零，此时 CPP＝MAP，同时脑干的压迫缓解，Cushing 反射消失，很多患者会表现为血压突然降低和心率增快，在此期应维持 MAP 高于 60～70mmHg，可通过使用血管收缩药和加快输液提升血压。由于骨瓣打开后血压降低的程度很难预料，所以不提倡预防性给予升压药，但应预先进行血容量的准确估计，在开颅前补充有效循环血量。

4. TBI 患者的液体治疗

TBI 患者多伴有不同程度的低血容量，但往往被反射性的高血压状态所掩盖，此时液体治疗不要仅以血压为指导，还要监测尿量和中心静脉压（CVP）等的变化，尤其复合伤伴有其他部位出血时。在围手术期应避免血浆渗透压降低以防加重脑水肿，0.9％盐水属轻度高渗液（308mOsm/L），适用于神经外科手术中，但大量使用时可引起高氯性酸中毒，乳酸钠林格液可避免此情况，但它属于低渗液（273mOsm/L），大量使用时会引起血浆渗透压降低，所以在需要大量输液的情况下，可以混合使用上述两种液体并在术中定期监测血浆渗透压和电解质作为指导。

关于 TBI 手术中晶体液和胶体液的选择方面一直存在争议，目前认为对于出血量不大者无需输入胶体液，但需要大量输液时应考虑加入胶体液。胶体液可选择白蛋白、明胶和羟乙基淀粉等，前两种有引起变态反应的风险，而后者大量使用时会影响凝血功能，要注意 TBI 本身即可引发凝血异常。

甘露醇和呋塞米都可以用来降低脑组织细胞外液容量，甘露醇起效快且效果强，对于 BBB 破坏严重的患者使用甘露醇有加重脑水肿的顾虑，但目前临床上仍将其作为脱水治疗的首选。甘露醇的常用剂量为 0.25～1.0g/kg，使用后产生有效降低 ICP 或脑松弛效果时可考虑继续应用，而无效或血浆渗透压已经超过 320mOsm/L 时则不推荐继续使用。近年来高渗盐水（3％或 7.5％）用于 TBI 患者的效果引起了广泛的兴趣，尤其在多发创伤患者的急救方面，但已有研究未能证实高渗盐水较甘露醇具有明显优势，使用不当反而可导致严重的高钠血症，以及中枢系统脱髓鞘改变。

高血糖状态与神经系统不良预后密切相关，所以应尽量避免单纯使用含糖溶液。

围手术期应将血细胞比容维持在 30％以上，不足时应输入浓缩红细胞，闭合性脑创伤可进行术野自体血回收利用。小儿本身血容量就很小，单纯的帽状腱膜下血肿和头皮撕裂即可引起相对大量的失血，应注意及时补充。

5. 麻醉实施

（1）麻醉诱导：麻醉诱导的原则是快速建立气道，维持循环稳定，避免呛咳。临床上常用快速序贯诱导插管法。给药前先吸入 100%氧气数分钟，静脉注射丙泊酚、硫喷妥钠、依托咪酯或咪达唑仑后立即给予插管剂量的肌肉松弛药。饱食患者不可加压通气，待自主呼吸停止即进行气管插管。除非明确排除颈椎损伤，插管过程中应保持头部中立位，助手持续环状软骨压迫直到确认导管位置正确、套囊充气。

低血容量患者使用丙泊酚会引起明显的低血压，可选用依托咪酯或咪达唑仑。循环衰竭患者可不使用任何镇静药。在置入喉镜前 90 秒静脉注射利多卡因 1.5mg/kg 可减轻气管插管引起的 ICP 升高反应。

虽然琥珀胆碱可引起 ICP 升高，但程度较轻且持续时间短暂，在需要提供快速肌肉松弛时仍不失为一个较好的选择。传统观点认为琥珀胆碱引起的肌颤可升高胃内压，增加反流的概率，但实际上其增加食管下段括约肌张力的作用更强，并不会增加误吸的发生率。

苄异喹啉类非去极化肌肉松弛药如阿曲库铵等可引起组胺释放，导致脑血管扩张，引起 CBF 和 ICP 升高，而全身血管扩张又会导致 MAP 降低，进一步降低 CPP，所以不主张用于 TBI 患者。甾类非去极化肌肉松弛药对 CBF 和 ICP 无直接影响，适用于 TBI 患者，但泮库溴铵的解迷走作用可使血压和心率升高，用于脑血流自动调节机制已损害的患者则可明显增加 CBF 和 ICP，应慎用。维库溴铵和罗库溴铵几乎不引起组胺释放，对血流动力学、CBF、$CMRO_2$ 和 ICP 均无直接影响，尤其后者是目前临床上起效最快的非去极化肌肉松弛药，静脉注射 1.0mg/kg 后 60 秒即可达到满意的插管条件，尤其适用于琥珀胆碱禁忌时的快速气管插管。

（2）麻醉维持：麻醉维持的原则是不增加 ICP、$CMRO_2$ 和 CBF，维持合理的血压和 CPP，提供脑松弛。静脉麻醉药除氯胺酮外都可减少 CBF，而所有的吸入麻醉药都可引起不同程度脑血管扩张和 ICP 升高，因此当 ICP 明显升高和脑松弛不良时，宜采用全凭静脉麻醉方法，若使用吸入麻醉药应＜1MAC。气颅和气胸患者应避免使用氧化亚氮。

临床剂量的阿片类药物对 ICP、CBF 和 $CMRO_2$ 影响较小，可提供满意的镇痛并降低吸入麻醉药的用量，对于术后需保留气管插管的患者，阿片类药物的剂量可适当加大。头皮神经阻滞或手术切口使用局部麻醉药有助于减轻手术刺激引起的血压和 ICP 的突然增高，避免不必要的深麻醉。

血糖宜维持在 4.4～8.3mmoL/L，高于 11.1mmoL/L 时应积极处理。应定期监测血浆渗透压并控制在 320mOsm/L 以内。常规使用抗酸药预防应激性溃疡。TBI 患者术后有可能出现惊厥，如果没有禁忌证，可考虑在术中预防性应用抗惊厥药如丙戊酸钠。糖皮质激素可减轻肿瘤引起的脑水肿，之前也大量应用于 TBI 患者，以期减轻脑水肿，但被证实对 TBI 患者反而产生不利影响，现在的共识是在 TBI 患者不再使用糖皮质激素。

（3）麻醉恢复期：术前意识清楚，手术顺利的患者术后可考虑早期拔管，拔管期应避免剧烈的呛咳和循环波动。重型 TBI 患者宜保留气管导管，待呼吸循环状态良好、意识恢复时再考虑拔管，为了抑制气管导管引起的呛咳反射，在手术结束后可在监测下追加小剂量的镇静药和阿片类药物。创伤程度重，预计需要长时间呼吸支持者应及时行气管切开术。

三、颅脑创伤患者的脑保护

药物脑保护主要是通过降低 $CMRO_2$，尽管大量的动物实验支持钙通道阻滞剂、自由基清除剂和甘氨酸抑制剂等具有明确的脑保护作用，但无一能在临床上得到有效验证。巴比妥类药是目前临床上唯一证实具有脑保护作用的药物，但二级证据并不支持使用预防性巴比妥达到脑电图爆发抑制。推荐使用大剂量巴比妥类药处理难治性 ICP 升高，但必须在患者血流动力学稳定的前提下。

TBI 后创伤核心区发生严重脑缺血，极短时间内即出现脑细胞坏死，治疗时间窗极其有限，而核心区周围的缺血半影区脑缺血程度相对较轻，如果局部 CBF 得到恢复，脑细胞坏死的程度和速度会明显改善，所以及时恢复缺血半影区的脑血流是临床上进行脑保护的关键，在此过程中，血压、$PaCO_2$、血糖和体温管理等对 TBI 患者的转归起到重要影响。

脑缺血时氧供减少，低温可降低氧耗。体温降低到 33℃～35℃可能起到脑保护的作用。尽管一些临床实验得出了令人鼓舞的结果，但都没能表现出统计上的显著改善。一项 TBI 后亚低温治疗的多中心研究在收入 392 名患者后被中止，正常体温组和亚低温组的死亡率没有差异，而且亚低温组还出现了更多的并发症。目前还不清楚是否存在创伤后亚低温保护作用的治疗时间窗，当实施低温时，必须注意避免副作用，如低血压、心律失常、凝血障碍和感染等。复温应缓慢进行，复温不当时反而会加重脑损害，所以目前不推荐将低温作为一种常规治疗方案。围手术期体温升高会严重影响预后，必须积极处理。

为维持足够的 CBF，应保证 TBI 患者的 CPP 在 60mmHg 以上，也有很多学者认为将 CPP 保持在 70mmHg 以上更为合适。为了达到这一目标，临床上常常使用血管收缩药将血压提升基础值的 20%左右，但应注意升压过快过高也会增加颅内出血的发生率。TBI 后低血压状态是导致预后不良的重要因素，必须积极纠正，α 受体激动剂苯肾上腺素提升血压的同时不引起 CBF 降低，是较为合适的选择。

葡萄糖在缺氧状态下会引起乳酸性酸中毒，加速脑细胞坏死，所以必须积极防治 TBI 患者的高血糖状态，可以通过输入含胰岛素的葡萄糖液调控血糖。对于将血糖控制到何种程度尚无定论，目前一般认为应将其维持 5.6～10.0mmoL/L 的范围内。治疗期间应加强血糖监测，随时调整胰岛素用量，避免血糖过低。

应积极地采取防治措施预防 TBI 后惊厥。苯二氮䓬类药、巴比妥类药、依托咪酯和丙泊酚等都可快速处理惊厥，需长期抗惊厥治疗时考虑苯妥英钠等。

目前认为 TBI 后药物的脑保护作用是十分有限的，我们更应该将治疗的重点放在维持足够的 CPP、合理使用过度通气、积极控制血糖、避免体温升高和惊厥等生理治疗上。

第二节 幕上肿瘤手术麻醉

幕上肿瘤主要是指小脑幕以上所包含的所有脑组织中所生长的肿瘤。其包含范围广泛，肿瘤性质繁杂，更因累及多个功能区而具有其独特的病理生理特性。其不同的病种和病变位置，临床症状多样，麻醉的特点与要求也有所不同。

一、幕上肿瘤的特点概述

1. 幕上肿瘤的定位及其特性

幕上肿瘤以胶质瘤最多、脑膜瘤次之，再次为神经纤维瘤、脑血管畸形、脑转移瘤等，幕上肿瘤包括位于额叶、颞叶、顶叶、枕叶、中央区、丘脑、脑室内和鞍区的广泛部位的肿瘤。其位置不同，临床表现各异。额叶肿瘤发生率居幕上肿瘤的首位，临床表现有精神症状、无先兆的癫痫大发作、运动性失语、强握反射和摸索运动、尿失禁等。颞叶肿瘤临床上表现为视野改变、有先兆（如幻嗅、幻视、恐惧）、精神运动型癫痫发作、命名性失语等。顶叶肿瘤主要表现为对侧半身的感觉障碍，失用症、失读症、局限性癫痫发作。枕叶肿瘤常可累及顶叶和颞叶后部，主要表现为视觉障碍（视野缺损、弱视）、幻视及失认症。中央区肿瘤指中央前回、中央后回区的肿瘤，临床表现运动障碍，病变对侧上、下肢不同程度的瘫痪、温、痛、触觉障碍，局灶性癫痫。丘脑部肿瘤临床表现颅压增高、精神障碍、“三偏”症（偏瘫、偏身感觉减退、同向性偏盲）。脑室内肿瘤可无症状，影响脑脊液循环可产生 ICP 增高。

2. 幕上肿瘤的病理生理

幕上肿瘤能引起颅腔内动力学的改变。在最初病变较小、生长缓慢的时候，颅腔内容积的增加可以通过脑脊液（CSF）的回流和临近的脑内静脉收缩所代偿，从而阻止 ICP 的增加。当病变继续扩张，代偿机制耗竭，肿瘤大小的增加将导致 ICP 的急剧升高，脑组织中线结构移位。ICP 的增加可进而导致脑缺血和脑疝。

幕上肿瘤临床表现主要包括局灶性症状和 ICP 升高症状两大类。麻醉医师要掌握麻醉及药物对 ICP、脑灌注压、脑代谢的影响，避免发生继发性脑损伤的因素。①颅内因素：ICP 增加；癫痫；脑血管痉挛；脑疝：大脑镰疝，小脑幕切迹疝，枕骨大孔疝，手术切口疝；中线移位：脑血管的撕裂伤。②全身因素：高碳酸血症/低氧血症；低血压/高血压；低血糖/高血糖；心排血量过低；低渗透压；寒战/发热。同时，关注可能出现的一些特殊问题，如颅内出血、癫痫、空气栓塞等。麻醉中还要综合考虑同时伴随的其他疾病，如心、肺、肝、肾疾病；副肿瘤综合征伴转移癌；放化疗等对手术和麻醉可能造成的影响。

3. 麻醉对 ICP、脑灌注压、脑代谢的影响

麻醉（药物与非药物因素）易导致颅内外生理状态的改变（如颅内顺应性，颅内疾病，颅内血容量），而麻醉操作、麻醉药物和通气方式等都对 ICP、CPP、脑代谢产生影响，并直接关系到疾病的转归。

（1）麻醉操作：气管内插管、气管内吸引均可致 ICP 急剧升高。

（2）静脉麻醉药：多数静脉麻醉药能降低 $CMRO_2$、CBF 及 ICP，维持脑血管对 CO_2 的反应。巴比妥类药、丙泊酚、依托咪酯呈剂量依赖性降低 $CMRO_2$，可引起 EEG 的爆发性抑制。静脉麻醉药降低 ICP 的程度依次为丙泊酚＞硫喷妥钠＞依托咪酯＞咪达唑仑。颅内高压患者应用丙泊酚或硫喷妥钠后，对体循环的影响较大，但可使脑灌注压下降，致 $CBF/CMRO_2$ 比例下降，影响脑氧供需平衡；应用依托咪酯则无此顾忌；咪达唑仑对脑血流的影响相对较小。氯胺酮对脑血管具有直接扩张作用，迅速增加 CBF，升高 ICP，禁单独用于幕上肿瘤手术的麻醉。利多卡因抑制咽喉反射，降

低 $CMRO_2$，防止 ICP 升高。

（3）吸入麻醉药：吸入麻醉药都可增加 CBF、降低 $CMRO_2$。常用吸入麻醉药均引起脑血管扩张、CBF 增加，从而继发 ICP 升高，其 ICP 升高的程度依次为氟烷＞恩氟烷＞氧化亚氮＞地氟烷＞异氟烷＞七氟烷。脑血流-代谢耦联功能正常时，当吸入浓度＜1～1.5MAC 时，与清醒时比较脑血流降低，但 CBF 自动调节功能保存完整；当吸入浓度＞1～1.5MAC 时，CBF 呈剂量依赖性降低，CBF 自我调节功能减弱或丧失，但仍保留脑血管对 CO_2 的反应性。吸入麻醉药对 ICP 的影响取决于两个因素：①基础 ICP 水平，在基础 ICP 较低时吸入麻醉药不致引起 ICP 升高或升高较少；②$PaCO_2$ 水平，过度通气造成低碳酸血症时，吸入麻醉药 ICP 升高作用不显著；而在正常 $PaCO_2$ 水平下，等浓度吸入麻醉药可使 ICP 明显升高。

（4）阿片类药：阿片类药可引起 CBF、$CMRO_2$ 下降。不影响脑血流-代谢耦联、CBF 的自动调节功能，不影响脑血管对 $PaCO_2$ 的反应性。

（5）肌肉松弛药：肌肉松弛药虽不能直接进入血脑屏障，但通过作用于外周肌肉、神经节或组胺释放而间接引起 ICP 改变。筒箭毒碱、阿曲库铵和米库氯铵有较弱的组胺释放作用，均可引起 ICP 升高。罗库溴铵、维库溴铵都不引起明显的 CBF、$CMRO_2$ 和 ICP 增加，故适合于长时间神经外科手术。去极化肌肉松弛药琥珀酰胆碱一过性的肌颤可增加 ICP，但困难气道或脑外伤快速序贯诱导时，选用琥珀酰胆碱是有效的经典方法。罗库溴铵起效快，也可作为快速序贯诱导的选择用药。

4．控制颅内高压、减轻脑水肿

脱水治疗是降低 ICP，治疗脑水肿的主要方法。脱水治疗可减轻脑水肿，缩小脑体积，改善脑供血和供氧情况，防止和阻断 ICP 恶性循环的形成和发展，尤其是在脑疝前驱期或已发生脑疝时，正确应用脱水药物常是抢救成败的关键。常用脱水药物有渗透性脱水药和利尿药两大类，低温、激素等也用于围手术期脑水肿的防治。

（1）渗透性脱水药物：高渗性药物进入机体后一般不被机体代谢，又不易从毛细血管进入组织，可使血浆渗透压迅速提高。由于血脑屏障作用，药物在血液与脑组织内形成渗透压梯度，使脑组织的水分移向血浆，再经肾脏排出体外而产生脱水作用。另外，因血浆渗透压增高还能增加血容量，同时增加肾血流量，导致肾小球滤过率增加。因药物在肾小管中几乎不被重吸收，因而增加肾小管内渗透压，从而抑制水分及部分电解质的回收产生利尿作用，可减轻脑水肿，降低 ICP。常用药物有 20%的甘露醇、山梨醇、甘油、高渗葡萄糖等。20%甘露醇 0.5～1.0g/kg，于 30 分钟内滴完，每 4～6 小时可重复给药。

（2）利尿脱水药：此类药物通过抑制肾小管对氯和钠离子的再吸收产生利尿作用，导致血液浓缩，渗透压增高，从而间接地使脑组织脱水，ICP 降低。此类药物利尿作用较强，但脱水作用不及甘露醇，降 ICP 作用较弱，且易引起电解质紊乱，一般与渗透性脱水药同时使用，可增加脱水作用并减少渗透性脱水药的用量。常用药物有呋喃苯胺酸等。

（3）过度通气：过度通气造成呼吸性碱中毒，使脑血管收缩、脑血容量减少而降低 ICP。ICP 平稳后，应在 6～12 小时内缓慢停止过度换气，突然终止可引起血管扩张和 ICP 反跳性增高。过度通气的靶目标是使 PaO_2 在 30～35mmHg 间波动。

（4）糖皮质激素：糖皮质激素亦有降低 ICP 的作用，对血管源性脑水肿疗效较好，但不应作为颅内高压治疗的常规用药。糖皮质激素降低 ICP 主要是通过减少血脑屏障的通透性、减少脑脊液生成、稳定溶酶体膜、抗氧自由基及钙通道阻滞等作用来实现。

二、幕上肿瘤手术的麻醉

1．麻醉前评估

幕上肿瘤患者的麻醉前评估与其他患者相类似，需要特别注意进行神经系统的评估。根据患者的全身一般情况、神经系统功能状态、手术方式制定麻醉计划。

（1）术前神经功能评估：神经功能评估包括 ICP 的升高程度、颅内顺应性和自动调节能力的损害程度、在脑缺血和神经性损害发生之前 ICP 和 CBF 的稳态的自动调节能力，评估已经存在的永久性和可恢复的神经损害。术前详细了解患者病史、体格检查及相关的影像学检查，了解采用的手术体位、手术入路和手术计划，进行术前讨论。

病史：头痛、恶心、呕吐、视觉模糊等颅内压升高表现；癫痫发作及意识障碍、偏瘫、感觉障碍等神经功能缺失表现等；脱水利尿药、类固醇类药、抗癫痫类药用药史。

体格检查：包括意识水平、瞳孔、Glasgow 昏迷评分、脑水肿、Cushing 反应（高血压、心动过缓）等；脱水状态评估。

影像学检查：包括肿瘤的大小和部位，如肿瘤位于功能区还是非功能区？是否靠近大血管？与重要神经的毗邻关系；颅内占位效应，如中线是否移位，脑室受压，小脑幕切迹疝，脑干周围有脑脊液的浸润，脑水肿等。

（2）制定麻醉方案：麻醉方案制定应考虑以下要点：①维持血流动力学的稳定，维持 CPP；②避免增加 ICP 的技术和药物；③建立足够的血管通路，用于监测和必要时输入血管活性药物等；④必要的监测，颅外监测（心血管系统的监测）；颅内监测（局部和整体脑内环境的监测）；⑤创造清晰的手术视野，配合术中诱发电位等神经功能监测；⑥决定麻醉方式：根据肿瘤部位特点和手术要求，决定麻醉方法；语言功能区肿瘤必要时采用术中唤醒方法。

2．麻醉前用药

垂体肾上腺轴或垂体甲状腺轴抑制的患者继续激素治疗，术前服用抗癫痫药、抗高血压药或其他心血管系统用药应持续至术前。麻醉前用药包括镇静药咪达唑仑、抗胆碱能药物，如阿托品或长托宁；H_2 受体阻滞剂或质子泵抑制剂。

3．开放血管通路

开放两条或两条以上外周血管通路。必要时进行中心静脉穿刺。中心静脉穿刺可选用股静脉或颈内静脉。注意体位对中心静脉回流的影响，保持静脉通路的通畅，避免脑静脉血液回流受阻继而升高 ICP。

4．麻醉诱导

麻醉诱导方案的选择以不增加 ICP，保持血流动力学的稳定为前提。

上头架时疼痛刺激最强。充分镇痛、加深麻醉和局麻浸润可有效抑制血流动力学的波动。固定好气管导管，以防意外脱管或因导管活动引起的气道损伤。保护双眼以防角膜损伤。轻度头高位以利于静脉回流；膝部屈曲以减轻对背部的牵拉。避免头颈侧过度的屈曲/牵拉（确保下颌与最近的骨性标志间距＞2 横指）。过度牵拉头部易诱发；四肢轻瘫、面部和口咽部严重水肿，导致术后拔管延迟。

5．麻醉维持

麻醉维持的基本原则在于维持血流动力学稳定，维持CPP，避免升高ICP；通过降低$CMRO_2$、CBF来降低脑部张力；麻醉方案确保患者安全的同时，可进行神经功能监测。

（1）吸入全身麻醉：适用于不伴有脑缺血，颅内顺应性下降或脑水肿患者；早期轻度过度通气；吸入麻醉药浓度<1.5MAC；避免与N_2O合用。在术中进行电生理功能监测时，吸入麻醉药的浓度应<0.5MAC时，对皮层体感诱发电位影响小。

（2）全凭静脉麻醉：全凭静脉麻醉可控性强，维护CBF-$CMRO_2$耦联，降低CBF、ICP，减轻脑水肿，适用于颅内顺应性下降、ICP升高、脑水肿以及术中进行电生理监测患者。常用药物选择以丙泊酚、瑞芬太尼、苏芬太尼为主。

6．液体治疗和血液保护

液体治疗目标在于维持正常的血容量、血管张力、血糖，维持血细胞比容30%，轻度高渗（术毕<320mOsm/L）。避免输注含糖的溶液，可选择乳酸林格液（低渗）或6%羟乙基淀粉。预计大量出血的患者进行血液回收，对切除的肿瘤为良性的患者可以将回收的血液清洗回输给患者。根据出血量、速度及血红蛋白水平及凝血功能决定异体红细胞和异体血浆的输注，维持凝血功能和血细胞比容。

7．麻醉苏醒

麻醉苏醒期维持颅内或颅外稳态，避免诱发脑出血和影响ICP、CBF的因素，如咳嗽，气管内吸引，呼吸机对抗，高血压等。苏醒期患者应表现安静，合作，能服从指令。根据回顾性研究证实，影响术后并发症的主要因素包括：肿瘤严重程度评分（肿瘤位置、大小、中线移位程度）、术中失血量及输液量、手术时间>7小时和术后呼吸机机械通气。因此，呼吸恢复和术中维持情况对麻醉苏醒期尤为重要。

术前意识状态良好，心血管系统稳定，体温正常，氧合良好，手术范围不大，无重要脑组织的损伤，不涉及后组脑神经（Ⅸ～Ⅻ）的后颅窝手术，无大的动静脉畸形未切除（避免术后恶性水肿）的情况下，可以早期苏醒。

在持续使用超短效镇痛药（如瑞芬太尼）或吸入麻醉药时，停药前注意镇痛药的衔接。在术毕前追加长效镇痛药，芬太尼或苏芬太尼，或者曲马多，待患者呼吸及反射恢复后拔出气管导管。

神经外科手术的术后镇痛对于避免患者躁动、减轻痛苦有着重要的意义，可以选择多模式镇痛的方式。在头皮神经阻滞及局部切口浸润麻醉的基础上，以阿片类药物为主，根据患者一般状态和不同手术入路可采用不同的配方。应注意药物用量以避免影响患者的意识水平和神经功能评估。

第三节　颅内动脉瘤手术麻醉

在脑卒中的病例中，15%～20%是脑出血性疾病。动脉瘤是造成自发性蛛网膜下腔出血（SAH）的首要原因，75%～85%的SAH是由于颅内动脉瘤破裂引起，其中20%存在多发性动脉瘤。

颅内动脉瘤好发于颅内大血管的分叉处，表现为血管壁的囊性扩张。据估算动脉瘤患病率为2000/10万人。国际研究的最新报道称，动脉瘤破裂的发生率很低，每年动脉瘤破裂所致的SAH发病率为12/10万人。SAH的危险随着年龄的增加而升高，主要发病患者群集中在30～60岁，平均初发年龄55岁，女性居多，男女比例为1∶1.6。在北京天坛医院近年的麻醉记录中，30～60岁的患者占到了80%，最小11岁，最大76岁。

一、动脉瘤病理特点

与颅内动脉瘤相关的疾病包括常染色体显性遗传的多囊肾病、纤维肌性发育不良、马方综合征、Ⅳ型Ehlers-Danlos综合征（遗传性皮肤和关节可过度伸展的综合征）和脑动静脉畸形。估计在常染色体显性遗传的多囊肾病患者中，5%～40%有颅内动脉瘤，10%～30%有多发性动脉瘤。

颅内动脉瘤多发生在血管分叉处或Wills环周围。90%的颅内动脉瘤位于前循环，常见部位是大脑前动脉与前交通动脉分叉处，颈内动脉与后交通分叉处，大脑中动脉两分叉处或三分叉处。后循环动脉瘤的常见位置包括椎动脉与基底动脉分叉处，椎动脉与大脑后动脉分叉处及基底动脉顶部。

动脉瘤多数是囊状或浆果型的，少数是感染性动脉瘤、外伤性动脉瘤、夹层动脉瘤、梭形动脉瘤或肿瘤相关性动脉瘤。根据动脉瘤直径的大小可将动脉瘤分为小动脉瘤（＜0.5cm）、中等动脉瘤（0.5～1.5cm）、大动脉瘤（1.5～2.5cm）、巨大动脉瘤（＞2.5cm）。

二、动脉瘤病理生理学特点

动脉瘤破裂时，动脉与蛛网膜下腔相交通，导致局部ICP与血压相等，引起突然剧烈的头痛和短暂的意识丧失。血液流入蛛网膜下腔导致脑膜炎、头痛及脑积水。神经受损表现为意识障碍及局灶神经系统定位体征。单纯的脑神经麻痹可能为原发性损伤所致的神经失用症。

动脉瘤首次破裂出血时会有1/3的患者死亡或出现严重的残疾，在幸存者中仅有1/3的患者神经功能恢复正常。虽然有经验的外科医师手术死亡率低于10%，但再出血及脑血管痉挛等非手术相关并发症仍会很严重。

SAH会引起广泛交感兴奋，导致高血压，心功能异常，心电图ST段改变，心律失常及神经源性肺水肿。SAH后患者常由于卧床休息及处于应激状态而引起血容量不足。常出现电解质紊乱如低钠血症、低钾血症及低钙血症，并需及时纠正。有30%的患者出现低钠血症，可能由脑盐耗综合征（CSWS）或抗利尿激素分泌异常综合征（SIADH）引起。

对于曾有过SAH和正处在SAH恢复期的脑动脉瘤患者麻醉处理稍有不同。SAH患者可能会发生多种并发症，包括心功能不全、神经源性或心源性肺水肿、脑积水，以及动脉瘤再出血，其中动脉瘤再出血是最严重的并发症。动脉瘤破裂后最初两周内未行手术者再出血的发生率为30%～50%，而死亡率＞50%。

脑血管痉挛（CVS）仍是SAH患者致残致死的主要原因。脑血管造影显示60%的患者出现血管痉挛，但仅有50%的患者有临床症状，表现为逐渐加重的意识障碍（为全脑血流灌注不足的表现），随后出现局灶神经定位体征。这与SAH的量、部位以及患者的临床分级有关。目前为止确切的病因仍未知晓，但可能与氧合血红蛋白及其代谢产物有关。经颅多普勒是床旁诊断CVS的有效辅助检查方法。CVS 时脑血流速度＞120cm/s，随 CVS 加重脑血流速降低。尼莫地平是治疗及预防 CVS 的有效药物。血管造影表明尼莫地平并未缓解血管痉挛，可能源于其脑保护作用。目前，治疗措施包括高血容量、高血压、高度血液稀释疗法（3H 疗法）。这种方法的目的是提高心排血量、改善血液流变性及增加脑灌注压（CPP）。有 70%的患者可通过 3H 疗法逆转 CVS 所致的缺血性神经功能缺损。

三、动脉瘤的治疗

动脉瘤破裂后血液流入蛛网膜下腔，导致剧烈头痛、局部神经功能障碍、嗜睡和昏迷。出血后幸存的患者，应进行手术或者血管内介入治疗避免再出血。此外，对于意外发现脑动脉瘤的患者，应采取干预措施以减少 SAH 的风险，包括开颅动脉瘤夹闭术和血管内栓塞术。

1. 治疗原则

从未破裂的小动脉瘤（＜0.5cm）发生破裂出血的概率很低（每年 0.05%～1%），可以通过定期影像学检查监测变化。已破裂出血动脉瘤再次出血的概率是上述情况的 10 倍，应进行治疗。目前主要有两种治疗方法，开颅动脉瘤夹闭术及血管内弹簧圈栓塞术。动脉瘤颈夹闭术是过去 50 年直至目前治疗动脉瘤的“金标准”。

Glasgow 昏迷评分和 Hunt-Hess 分级是评估患者的神经功能的常用指标。Hunt-Hess 分级与患者预后相关度极高。术前分级为Ⅰ～Ⅱ级的患者经手术治疗，其预后明显好于分级较高的患者。动脉瘤手术的最佳时间取决于患者的临床状态及其他相关因素。临床状态良好的患者应早期手术（即 SAH 后 48～96 小时之内）。早期手术时手术致残率增加，而血管痉挛和再出血的发生率要明显降低。而对困难部位的大动脉瘤及临床状态较差的患者应延迟手术（即 SAH 后 10～14 天）。目前，血管内介入治疗在动脉瘤治疗中占据了很高比例，一些患者可能在脑血管造影术后立即进行血管内弹簧圈栓塞治疗，对于那些有全身合并症或 Hunt-Hess 分级较高的患者，这种创伤小的治疗方法更适合。

2. 内科治疗

安静、卧床。降低 ICP，调控血压，预防 CVS，纠正低钠血症，改善全身状况，适当镇静、止吐，预防再出血。

3. 血管内介入治疗

神经介入医师通过动脉导管到达动脉瘤病变部位，填入弹簧圈栓塞动脉瘤。血管内治疗需要选择适合栓塞的动脉瘤，弹簧圈一旦植入就能稳定下来。随着医疗技术的进步，如在载瘤动脉邻近动脉瘤的部位植入支架，扩大了适合进行血管内治疗的动脉瘤的范围。

介入手术创伤小，但是它与开颅手术具有同样严重的并发症，包括再出血、卒中和血管破裂。尽管介入手术的刺激特别小，但仍需要全身麻醉。应该尽量避免喉镜置入时的高血压反应及术中患者的任何体动，避免影响弹簧圈在血管内的植入。应该避免过度通气，因为过度通气将减少 CBF，使弹簧圈更难到达动脉瘤病变区域。手术中常规使用肝素，其目的是减少与动脉导管相关的血栓栓塞并发症的危险。应准备好鱼精蛋白，以备动脉瘤破裂或发生渗漏时使用。当神经介入治疗失败后应该迅速转移到手术室进行开颅手术。

4. 外科治疗

开颅手术治疗包括动脉瘤夹闭术、载瘤动脉夹闭及动脉瘤孤立术、动脉瘤包裹术等。

四、颅内动脉瘤的麻醉

颅内动脉瘤麻醉管理的目标是控制动脉瘤的跨壁压力差，同时保证足够的脑灌注及氧供并避免ICP 的急剧变化。另外还应保证术野暴露充分，使脑松弛，因为在手术早期往往出现脑张力增加及水肿。动脉瘤跨壁压力差（TMP）等于瘤内压（动脉压）减去瘤外周压（ICP）。在保证足够脑灌注压的情况下而不使动脉瘤破裂。在动脉瘤夹闭前，血压不应超过术前值。SAH 分级高的患者 ICP 往往增高。另外，脑血肿、脑积水及巨大动脉瘤也会使 ICP 增高。在硬膜剪开之前应缓慢降颅压，因为 ICP 迅速下降会使动脉瘤 TMP 急剧升高。

（1）术前准备：脑动脉瘤的内科治疗包括控制继续出血、防治 CVS 等。治疗方案要根据患者的临床状态而定。包括降低 ICP，控制高血压，预防治疗癫痫，镇静、止吐，控制精神症状。SAH 患者可出现水及电解质紊乱，心律失常，血容量不足等，术前应予纠正。除完成相关的脑部影像学检查，术前准备需要完善的检查包括血常规、心电图、胸部 X 线片、凝血功能、血电解质、肝肾功能、血糖等。完成交叉配血试验，对于手术难度大或巨大动脉瘤，应准备足够的血源，并备自体血回收装置。一些患者 ECG 会显示心肌缺血，高度怀疑心肌损害的患者可以行血清心肌酶和超声心动图检查，必要时请相关科室会诊。

（2）麻醉前用药：对于高度紧张的患者可适当应用镇静剂，但应结合患者具体情况而定，尤其对于有呼吸系统合并症的患者。术前抗胆碱药物的选择要根据患者心率等情况决定，除非患者心动过缓，一般不选择阿托品，因其可使心率过快，增加心脏负担。

（3）麻醉监测：常规监测包括心电图、直接动脉压、脉搏氧饱和度、呼气末二氧化碳分压、经食管核心体温监测、尿量等。对于临床分级差的患者，最好在麻醉诱导前进行直接动脉压监测，明显的心脏疾病需要监测中心静脉压。出血较多者，进行血细胞比容、电解质、血气分析的检查，指导输血、治疗。有些患者需要监测脑电图、体感或运动诱发电位。但至今无前瞻性临床试验表明神经功能监测的有效性。

（4）麻醉诱导：麻醉诱导应力求血流动力学平稳，由于置喉镜、插管、摆体位及上头架等操作的刺激非常强，易引起血压升高而使动脉瘤有破裂的危险。因此在这些操作之前应保证有足够的麻醉深度、良好的肌松，并且血压应控制在合适的范围。对于老年患者或体质较差者可以选择依托咪酯，为防止出现肌阵挛，可预先静注小剂量咪达唑仑或瑞芬太尼。丙泊酚具有诱导迅速平稳、降低 CBF、ICP 和 $CMRO_2$、不干扰脑血管自动调节和 CO_2 反应性等特点，是目前诱导用药的首选。选择起效较快的非去极化肌肉松弛药，如罗库溴铵可以迅速完成气管插管。另外在上头钉的部位行局部浸润麻醉是一种简单有效的减轻血流动力学波动的方法。若 ICP 明显升高或监测体感诱发电位时宜选用全凭静脉麻醉。

（5）麻醉维持：麻醉维持原则是保持正常脑灌注压；防治脑缺氧和水肿；降低跨壁压。保证足够的脑松弛，为术者提供良好的手术条件。同时兼顾电生理监测的需要。

全麻诱导后不同阶段的刺激强度差异可导致患者的血压波动，在摆体位、上头架、切皮、去骨片、缝皮这些操作时，应保持足够的麻醉深度。切皮前用长效局麻药行切口部位的局部浸润麻醉。术中如不需要电生理监测，静吸复合麻醉可以达到满意的麻醉效果。

减小脑容积可以使术野暴露更充分，使脑松弛，为夹闭动脉瘤提供便利。为了保持良好的脑松弛度，术前腰穿置管用于术中脑脊液引流是动脉瘤手术较常用的方法，术中应与术者保持良好沟通，观察引流量，及时打开或停止引流。为避免脑的移位及血流动力学改变，引流应缓慢，并需控制引流量。维持 $PaCO_2$ 在 30～35mmHg 有利于防止脑肿胀。也可以通过静注甘露醇 0.5～1g/kg 或合用呋塞米（10～20mg，静注）使脑容积减小。甘露醇的作用高峰在静注后 20～30 分钟，判断其效果的标准是脑松弛度而非尿量。甘露醇增加脑血流量，降低脑组织含水量。早期 ICP 降低可能说明脑血管代偿性收缩以使脑血流恢复正常。

术中合理使用糖皮质激素及甘露醇，预防脑水肿，使用抗癫痫药物预防术后癫痫发作。

（6）麻醉恢复和苏醒：在无拔管禁忌的患者，术后早期苏醒有利于进行神经系统评估，便于进一步的诊断治疗。苏醒期常出现高血压。轻度高血压可以提高脑灌注，这对预防 CVS 有益。血压比术前基础值增高 20%～30%时颅内出血的发生率增加，对有高血压病史的患者，苏醒及拔管期间可以应用心血管活性药物控制血压和心率，避免血压过高引起心脑血管并发症。术中使用短效阿片类镇痛药维持麻醉者，应在停药后及时追加镇痛药，可以选择曲马多或小剂量芬太尼、苏芬太尼等，同时应注意药物对呼吸的抑制。预防性应用适宜的止吐药也可避免手术结束后患者出现恶心、呕吐，引起高血压。对术前 Hunt-Hess 分级为Ⅲ～Ⅳ级或在术中出现并发症的患者，术后不宜立即拔管，应保留气管导管回 ICU 并行机械通气。严重的患者术后需要加强心肺及全身支持治疗。

五、颅内动脉瘤麻醉的特殊问题

（1）诱发电位监测：大脑皮质体感诱发电位及运动诱发电位可用来监测大脑功能。通过诱发电位监测脑缺血可以指导外科操作及循环管理。进行神经生理监测时，首选全凭静脉麻醉，因为其对诱发电位描记的干扰较吸入麻醉小。运动诱发电位监测要求不使用肌肉松弛药，目前多联合应用丙泊酚和瑞芬太尼静脉麻醉，既能满足监测需要，也能很好抑制呼吸以维持机械通气。

（2）术中造影：为提高手术质量，确保动脉瘤夹闭得彻底，术中造影是最有效的方法。动脉置管术中造影需在手术开始前放置导管，使手术时间延长，对患者创伤较大。术中吲哚菁绿荧光血管造影使显微手术操作和荧光血管造影可以同时进行。该技术一经出现，即在神经外科领域得到迅速推广。能在术中判断动脉瘤是否完全夹闭，载瘤动脉及其分支血管是否通畅等，通常术者在造影后 1 分钟以内即能做出判断。在荧光剂注射后会出现部分患者几秒钟的脉搏血氧饱和度降低。少数患者可能出现对吲哚菁绿的过敏反应，应予以注意。

（3）载瘤动脉临时阻断术：在处理巨大动脉瘤或复杂动脉瘤时，为减少出血，便于分离瘤体，常会使用包括对载瘤动脉近端夹闭在内的临时阻断技术，阻断前应保持血压在 120～130mmHg 左右，以最大限度保证脑供血。

（4）预防脑血管痉挛：动脉瘤破裂 SAH 后，30%～50%的患者可出现 CVS，手术后发生率更高。预防措施包括维持正常的血压，避免血容量不足，围手术期静脉注射尼莫地平，动脉瘤夹闭后，局部使用罂粟碱或尼莫地平浸泡等。

（5）控制性降压：降低动脉瘤供血动脉的灌注压可以减小动脉瘤壁的压力并使手术时夹闭动脉瘤更易操作。另外，如果动脉瘤破裂会更易止血。但是目前，随着神经外科医师技术的提高，以往常用的控制性降压技术目前不再常规使用。低血压虽然有助于夹闭动脉瘤，但可能破坏脑灌注，尤其是在容量不足情况下，使 CVS 发生率增加导致预后不良。大多数神经外科医师通过暂时夹闭动脉瘤邻近的供血动脉的方法达到“局部降低血压”的效果。有些是 3～5 分钟短期多次夹闭，但另外一些医师发现多次夹闭可能会损伤血管而采用 5～10 分钟的时间段。血压应保持在正常范围或稍高于正常水平以增大其他部位的血流量。但应避免暂时夹闭后尚未处理的动脉瘤直接处于血压过高的状态。

（6）术中动脉瘤破裂：术中一旦发生动脉瘤破裂，必须迅速补充血容量，可采用短暂控制性降压，以减少出血。如短时间内大量出血，会使血压急剧下降，此时可适当减浅麻醉，快速补液，输血首先选择术野回收的红细胞，其次可以适当补充异体红细胞及新鲜血浆。如血压过低可以使用血管收缩药维持血压。出血汹涌时可以采用两个负压吸引器同时回收血液，注意肝素的滴速，避免回收血凝固，回收的红细胞可加压输注。已有的大量病例证实，术野自体血液回收是挽救大出血患者生命的有力措施，术前应做好充分准备。

（7）低温：低温麻醉会使麻醉药代谢降低，苏醒延迟，增加术后心肌缺血、伤口感染及寒战发生率。在研究中采用低温麻醉实施动脉瘤夹闭术并未发现有益。

第四节　颈动脉内膜剥脱术的麻醉

近年来，脑血管疾病和脑卒中是仅次于心脏病和肿瘤的第三大死亡原因。有报道，30%～60%的缺血性脑血管病的发生归因于颈动脉狭窄。颈动脉内膜剥脱术（CEA）作为治疗颈动脉狭窄的金标准一直沿用至今。颈动脉狭窄通常是由于动脉硬化性疾病引起，患者在围手术期存在各种并发症，最重要的是源于心脑血管的并发症。因此，麻醉医师要了解相关知识，重点考虑对于患者理想的围手术期管理，包括患者的选择，麻醉技术、脑功能监测和脑保护。

一、CEA 手术适应证和禁忌证

1．手术适应证

（1）短暂性脑缺血发作（TIA）：①多发 TIA，相关颈动脉狭窄；②单次 TIA，相关颈动脉狭窄≥70%；③颈动脉软性粥样硬化斑或有溃疡形成；④抗血小板治疗无效；⑤术者以往对此类患者手术的严重并发症（卒中和死亡）率＜6%。

（2）轻、中度卒中：相关颈动脉狭窄。

（3）无症状颈动脉狭窄：①狭窄≥70%；②软性粥样硬化斑或有溃疡形成；③术者以往对此类患者手术的严重并发症率＜3%。

2．手术禁忌证

（1）重度卒中，伴意识改变和（或）严重功能障碍。

（2）脑梗死急性期。

（3）颈动脉闭塞，且闭塞远端颈内动脉不显影。

（4）持久性神经功能缺失。

（5）6 个月内有心肌梗死，或有难以控制的严重高血压、心力衰竭。

（6）全身情况差，不能耐受手术。

3．手术时机

（1）择期手术：短暂性脑缺血发作；无症状性狭窄；卒中后稳定期。

（2）延期手术：轻、中度急性卒中；症状波动的卒中。

（3）急诊（或尽早）手术：颈动脉重度狭窄伴血流延迟；颈动脉狭窄伴血栓形成；TIA 频繁发作；颈部杂音突然消失。一旦发现异常 EEG 或任何神经功能改变的征兆，必须立即进行干预，以防发生永久性脑损伤。

二、术前评估及准备

1．病史

（1）了解患者既往脑梗死面积、时间等，病变部位和程度、对侧颈动脉病变和Willis环是否完整。

（2）患者心肺功能、手术耐受性等。近期脑梗死发作、冠状动脉供血不足、慢性阻塞性肺疾病、双侧颈内动脉严重狭窄、对侧颈内动脉闭塞、颈动脉分叉位置高和 Willis 环不完整被认为是颈动脉手术的高危患者。

2．术前检查

（1）心脏超声检查：动脉硬化病变具有全身性、进行性加重的特点。CEA术患者常常患有冠状动脉硬化性心脏病，也是患者早期和晚期死亡的首要原因。

（2）肺功能检查。

（3）双侧颈动脉多普勒超声。

（4）CTA、DSA和Willis环检查明确诊断和评估手术风险和疗效。

3．增加手术风险的因素

（1）内科危险因素：如心绞痛、6 个月内心肌梗死、充血性心力衰竭、严重高血压（＞180/110 mmHg)、慢性阻塞性肺疾病、年龄＞70 岁、严重糖尿病等。

（2）神经科危险因素：进行性神经功能缺损、术前 24 小时内新出现神经功能缺损、广泛性脑缺血、发生在术前 7 天之内的完全性脑梗死、多发脑梗死病史、不能用抗凝剂控制的频繁 TIA（逐渐增强 TIA）。

（3）血管造影的危险因素：对侧颈内动脉闭塞、虹吸部狭窄、血栓在颈内动脉远端延伸＞3cm或在颈总动脉近端延伸＞5cm、颈总动脉分叉在 C_2 水平并伴短且厚的颈部、起源于溃疡部位的软血栓、颈部放疗病史。

4．术前准备

（1）改善心脏功能：颈动脉狭窄的患者常伴有冠状动脉狭窄，术前检查若有严重心肌缺血，应做心血管造影，排除冠状动脉狭窄，并行介入治疗后再行CEA，以防止术后出现心功能不全和心搏骤停，降低死亡率。心脏治疗药物服到手术当日，如无禁忌阿司匹林不停药。

（2）控制血压和血糖：有效的抗高血压治疗可以改善脑血流，恢复脑的自动调节机制，术前宜将血压控制在理想范围，但应避免快速激烈的降压治疗，否则可损伤脑的侧支循环，加重脑局部缺血。

三、麻醉方法

CEA 术麻醉管理原则在于保护心、脑等重要器官不遭受缺血性损害，维护全身及颅脑循环稳定，消除手术疼痛和缓解应激反应。保证患者术毕清醒以便进行神经学检查。CEA术可以在全身麻醉、区域阻滞或局部浸润麻醉下进行。

（1）区域麻醉：颈动脉剥脱术的麻醉需要阻滞 C_2～C_4 的神经根。有报道应用颈部硬膜外阻滞及局部浸润麻醉，但最主要的麻醉方法是颈浅丛及颈深丛阻滞，可以单独或联合应用。此种麻醉方法的优点在于：可实时对清醒患者的神经功能进行连续评估，避免昂贵的脑监测，减少对分流术的需要，血压更稳定，减少血管收缩药物的应用；降低住院费用等。

颈深丛及浅丛阻滞是内膜剥脱术最常用的区域麻醉。沿胸锁乳突肌后缘皮下注射局麻药以阻滞颈丛从该处发出的支配颈部外侧皮肤的浅支。颈深丛阻滞是在椎旁对 C_2～C_4 的横突部位注入局麻药进行神经根阻滞。包括将局麻药注入到椎间孔（横突）以阻滞颈部肌肉、筋膜和邻近的枕大神经。颈浅丛阻滞即沿胸锁乳突肌后缘行局部麻醉。这种方法局麻药吸收慢，可以提供良好的肌松，但操作复杂，危险系数高。有一半的患者出现膈神经阻滞。若阻断星状神经节或喉返神经则可能分别出现Horner综合征或声带麻痹。若局麻药误入血管则可能导致癫痫发作。也有误入硬膜外或蛛网膜下腔的报道。

许多前瞻性随机试验已经证实颈浅丛及颈深丛麻醉均可阻滞 C_2～C_4 的皮区，但仍需术者在术区行局麻。对 7558 位至少行颈深丛阻滞的患者及 2533 位行颈浅丛阻滞的患者进行 Meta 分析显示这两种方法的并发症均很少。两组严重并发症（如卒中、死亡、颈部血肿、心肺相关并发症等）的发生率（颈深丛与颈浅丛阻滞分别为4.72%和4.18%，$P>0.05$）基本相同。阻滞相关并发症仅在颈深丛组进行研究，包括误入血管及呼吸抑制，后者可能由膈神经或喉返神经阻滞引起。阻滞失败或患者紧张时可改为全身麻醉。

颈丛阻滞应尽量选择作用时间长且毒性小的局麻药物，如左旋布比卡因和罗哌卡因。区域阻滞麻醉的同时小剂量多次静脉给予芬太尼 10～25μg 或咪达唑仑 0.5～2mg 予以镇静，使患者感觉舒适并能合作。也可以选择丙泊酚 0.3～0.5mg/kg 静脉间断给予，或 1～5mg/（kg·h）小剂量持续给药。术中严格控制镇静药用量以保证术中进行持续的神经功能监测。要监测患者的觉醒程度、言语以及对侧肢体力量。因术中可能出现紧急情况，应做好转为全身麻醉的一切准备。

（2）全身麻醉：全身麻醉是 CEA 术采用最多的麻醉方式，具有保持患者的舒适体位，减轻心理负担，易于控制通气，降低脑代谢，增加脑对缺氧的耐受性等优点。

全身麻醉诱导应该平稳，可应用艾司洛尔以控制喉镜和气管插管过程中的血压心率波动，丙泊酚、依托咪酯、咪达唑仑均可用于诱导，可给予阿片类药物提供镇痛。所有非去极化肌肉松弛药均可达到插管时所需的肌松，无使用琥珀胆碱禁忌。麻醉维持通常使用吸入麻醉药（异氟烷、地氟烷或七氟烷）复合静脉阿片类镇痛药维持。瑞芬太尼广泛用于 CEA 手术，其短时效便于控制麻醉深度，促进迅速苏醒，特别是在结合使用短效的吸入麻醉药如地氟烷和七氟烷时。全身麻醉需要在手术结束后尽早让患者清醒以进行神经功能评估。

（3）全身麻醉与区域麻醉（或局麻）的比较：CEA术可以采用全身麻醉或局麻，这两种方法各有优缺点。一些研究报道，与全身麻醉相比，颈丛阻滞可明显降低严重心脏不良事件的发生率，且血流动力学更加稳定。患者同侧脑血流更好，耐受颈动脉阻断的时间更长，但其可能的缺点是在紧急情况下不易控制通气道，术中血压波动比较明显，血中儿茶酚胺水平较高；要求患者能够主动配合才能完成手术。全身麻醉能够更有利于气道管理、安静的手术野，当缺血发生时可提高血压提供最大脑灌注；便于采取术中脑保护措施。缺点是不能完全准确地判定脑灌注的状态，特别是在颈动脉夹闭时。最近有学者提出全身麻醉术中唤醒的麻醉方法以综合全身麻醉与局麻两种麻醉方法的优点，而避开其缺点。

CEA术中，若出现脑血流灌注不足，需要术中采取搭桥术，此时最好采用全身麻醉。据报道，全身麻醉时采取搭桥术有19%～83%，而局麻下仅为9%～19%。全身麻醉时采取搭桥术居多，与监测脑血流灌注不足的方法有关。与局麻下清醒进行神经功能评估相较，全身麻醉时的仪器监测特异性低。另外这也与全身麻醉药有关。全身麻醉时搭桥术的增多是否会使危险因素增加，目前尚未明了。局麻也有其优越性，对合并有一些内科疾病的患者列为首选。

直至目前，很多研究致力于比较全身麻醉与局麻对预后的影响，如术后新发卒中、心肌梗死的发生率、死亡率，但尚未发现有何不同。目前有研究进行颈部手术行全身麻醉与局麻的比较，从多家医院随机选取3526位行颈动脉内膜剥脱术的患者进行研究分析。两组术前合并症与危险因素相似。结果显示，与全身麻醉相比，局麻术中分流及血压控制少，但是术后出现卒中、心肌梗死或死亡的发生率两组相比无差异。最终选择应取决于患者的适应能力和愿望、外科和麻醉医师的经验和技术，以及脑灌注监测的状况。

四、术中管理

1．手术相关的病理生理学改变

颈总动脉邻近组织的分离和牵拉或直接刺激颈动脉窦常引起减压反射，导致剧烈的血流动力学变化，甚至冠状动脉痉挛。颈动脉窦附近常规注射2%利多卡因1～2mL可有一定的预防作用。

（1）过度挤压、牵拉颈动脉还可引起粥样斑块脱落，导致脑梗死。

（2）阻断并纵行剪开颈动脉后，在颈动脉窦内分布的Ⅰ、Ⅱ型压力感受器通过舌咽神经迅速将低压信号上传至孤束核，触发中枢性缩血管效应，导致血压急剧升高。与此同时，颈动脉血氧分压迅速下降，并通过颈动脉体内的化学感受器经上述通路将低氧信号上传，从而加剧中枢性缩血管效应，导致心脏的前、后负荷增加。在此过程中，粥样硬化内膜的粗暴剥离、动脉弹性纤维层的暴露（目前认为也有神经分布）也可能促进上述感受器的兴奋，导致血压升高。

（3）颈动脉阻断期间必须经常对区域麻醉患者进行神经系统检查，或应用EEG对全身麻醉患者进行。

2．脑功能的监测

在术中阻断一侧颈动脉后对脑血流及脑功能的监测是避免术后卒中及死亡率的较理想方法。虽然常规采取搭桥术时可以不监测脑灌注情况，但在搭桥术时很可能会使斑块脱落而造成脑梗死。大部分医院常应用选择性搭桥术，并进行监测以发现脑灌注不足等情况。对于局麻行CEA术的患者，监测神经功能的变化是判断脑灌注是否充足的金标准。神经功能测试简单精确，但并不是对每位患者均适用。

全身麻醉患者应用仪器进行监测，包括脑电图、诱发电位、残端压及近红外线光谱分析等。脑电图及诱发电位均依靠检测神经活性的改变而判断脑血流量是否不足。这些监测手段比较可靠并可提供相对连续的信息，但需要专业人员进行判读，由于假阳性率较高使得许多患者接受了不必要的搭桥术。经颅多普勒可检测脑内大血管的血流速度。但是目前由于专业技术人员的限制，很难有明确的标准判定脑灌注不足。残端压测量的是颈总及颈外动脉阻塞后颈内动脉远端的压力，反映了Willis 环的压力。虽然残端压的测量比较简单，但连续监测就很困难。另外，近红外线光谱分析可以检测脑内血氧饱和度。这种方法简单，可以进行连续监测，并且不需要专业人员培训，但这是项新技术，且目前尚未发现是否能够检测出脑灌注不足。

（1）颈内动脉残端压（CSP）：代表对侧颈动脉和椎基底动脉系统的Willis血管环侧支循环对患者血压的代偿情况。通常情况下，颈内动脉残端压低于50mmHg则意味着低灌注。

（2）EEG：可对皮层神经元的电活动进行持续监测，其波形的减慢和衰减常反映同侧大脑皮质地缺血。一般认为，当脑血流降至0.15mL/（g·min）以下时，大脑将发生缺血损伤，EEG也将发生改变，此时应适当提升血压；如 EEG 仍无改善，则应考虑放置转流管。但越来越多的证据表明，EEG监测有许多局限性，如无法监测皮层下损伤、假阳性率较高、对有脑梗死史的患者敏感性差、全身麻醉药物可影响EEG等。

（3）TCD：是目前应用最为广泛的无创脑血流监测方法，通过颞窗探头可以连续观察到大脑中动脉的血流速度变化。阻断颈动脉后应用TCD技术可连续的对Willis环的各个组成动脉进行血流监测，可弥补测颈内动脉残端压的一些不足。

（4）诱发电位：是基于感觉皮层对外周感觉神经受刺激后产生的电冲动反应。感觉皮层基本上由大脑中动脉供血，在颈动脉夹闭时有受损的危险。诱发电位振幅下降超过50%或潜伏期延长＞10%，则提示有脑缺血发生，需放置转流管。但麻醉药物、低温以及低血压可以显著影响诱发电位监测结果。

（5）局部脑血流量测定：通过经静脉或同侧颈动脉内注射放射性元素氙，并在大脑中动脉供血的同侧大脑皮质区域放置探测器分析放射性衰变而获得。通常在夹闭前、夹闭时或夹闭后即刻进行测量。与脑电图的联合应用，可以获得脑缺血的脑血流量和脑电图变化并得到不同麻醉药物的临界局部脑血流量。

3．脑保护措施

良好的脑保护措施、预防脑缺血损伤是手术成功的关键之一。

（1）手术方面：在维持理想血压的前提下先试验性阻断颈动脉，测量其阻断远端血压，如血压高于 50mmHg，即开始重建血管，如血压低于 50mmHg，则考虑在临时旁路下行血管重建。置放临时旁路分流管能够保证术中足够的脑灌注，使患侧脑组织血供不受明显影响。但可增加血栓形成的危险。

手术中应注意充分灌洗剥脱的血管，并采取颈内与颈外动脉开放反冲，以防止残存的碎屑在血流开放后脱落引起脑栓塞。

开放前静脉注射20%甘露醇200～250mL。开放后即刻头部抬高10°～20°，减轻脑组织水肿。

血管吻合完毕后，按顺序依次开放颈总动脉、颈外动脉及其分支，最后开放颈内动脉，可以避免栓子进入颈内动脉引起缺血性脑卒中。

（2）生理方面：①低温：头部温度降至34℃，可明显增加缺血期的安全性。但要注意恢复期很多患者出现寒颤，从而增加心肌氧耗并促使心肌缺血的发生。并不推荐常规使用。②二氧化碳：颈动脉阻断期间诱导性高碳酸血症可扩张脑血管，改善脑缺血区域的血供，但研究表明它具有脑窃血效应，可引起对侧半球血管扩张，加重同侧脑缺血，因此目前仍主张维持 $PetCO_2$ 在正常范围。③血糖：术中监测血糖，控制血糖在正常范围。④高血压：在缺血期间，自动调节功能被破坏，脑血流对灌注压的依赖变得更加明显应保持正常或稍高的血压水平。⑤血液稀释：脑缺血期间理想的血细胞比容为30%，对 CEA 患者应该避免血细胞比容过高。

（3）围手术期处理：①手术前 2 天、术中和术后用尼莫地平 0.2mg/（kg·d），以 1mg/h 速度静脉泵入以扩张脑血管，增加脑血供。②麻醉选择有脑保护作用的静脉麻醉药丙泊酚。丙泊酚控制性降压幅度达 30%～40%时，$SjvO_2$ 不仅未降低，反而升高，显示了丙泊酚在脑低灌注状态时的明显的脑保护作用。③术中静脉注射地塞米松 10mg，稳定细胞膜。④血管分离完毕静脉内注入肝素 0.5～1mg/1kg，全身肝素化。

五、术后并发症及处理

1．脑卒中和死亡的相关危险因素

年龄＞75 岁、对侧颈动脉闭塞、颅内动脉狭窄、高血压（舒张压＞90mmHg）、有心绞痛史、糖尿病、CT 和 MRI 有相应的脑梗死灶、术前抗血小板药物用量不足等。

（1）手术因素：内膜剥脱术后急性血栓形成造成颈动脉闭塞；内膜剥脱时脱落的栓子造成脑栓塞；术中阻断颈动脉时间过久造成脑梗死。

（2）防治：术前合理评估高危患者；尽量减少术中脑缺血时间。③维持围手术期血压平稳。

2．过度灌注综合征

（1）过度灌注综合征多发生于术后 1～5 天，这是由于术前颈动脉高度狭窄，狭窄远端的大脑半球存在慢性灌注不全，大脑血管扩张以弥补血流灌注不足的影响。当严重狭窄解除后，正常或过高的血流灌注进入扩张的失去收缩调节能力的大脑半球，脑血管持续扩张，引起血浆或血液外渗，导致脑水肿或脑出血。

（2）处理：术后严格控制高血压，最好不用脑血管扩张药，慎用抗凝及抗血小板药物，严密监测神经功能的变化。应常规给予甘露醇以减轻脑水肿。

3．高血压

CEA 术后高血压可能与手术引起颈动脉压力感受器敏感性异常有关。积极将血压控制术前水平，收缩压理想值为 110～150mmHg，慢性严重高血压者可耐受较高血压。短效药物往往安全有效。

4．低血压

CEA 术后低血压可能机制在于粥样斑块去除后，完整的颈动脉窦对升高的血压产生的反应。此类患者对液体疗法、血管加压药的反应较好，可以通过在颈动脉窦内注入局麻药而抑制。要排除心源性休克，加大补液量，严重者给予升压药。术后需要持续小心地监测血压、心率和氧供。

5．血管再狭窄

血管再狭窄是常见远期并发症之一。是动脉内膜切除后的一种损伤反应，涉及平滑肌细胞、血小板、凝血因子、炎细胞和血浆蛋白之间复杂的相互作用。术后给予小剂量阿司匹林抗凝，同时治疗全身动脉粥样硬化及高血压、糖尿病等合并症有利于再狭窄的预防。

第五节　垂体瘤手术的麻醉

垂体腺瘤是常见的颅内肿瘤之一，占颅内肿瘤的 8%～15%，发病率仅次于胶质瘤和脑膜瘤，占颅内肿瘤的第三位。男女比例为 1∶2，成年人多发，青春期前发病者罕见。垂体腺瘤按照分泌激素类型可分为高功能腺瘤和无功能腺瘤，高功能腺瘤又包括生长素腺瘤、泌乳素腺瘤、皮质激素腺瘤、生殖腺瘤、甲状腺素腺瘤。有相当部分的垂体腺瘤分泌两种或两种以上的激素，有报道68%的生长素腺瘤同时分泌生长激素和泌乳素，仅 32%只分泌生长激素；而 97%的泌乳素型垂体腺瘤只单纯分泌泌乳素，不复合分泌其他激素。通常认为垂体腺瘤是良性颅内占位性病变，易复发，但垂体瘤也有恶性，如垂体后叶细胞瘤，非常少见。

一、垂体腺瘤的发病机制

垂体腺瘤的发病机制有两种假说：下丘脑假说和垂体假说。前者认为，垂体腺瘤是控制垂体前叶功能的下丘脑功能紊乱或正常生理调节机制缺失所致；后者则认为是垂体自身细胞发生改变的结果。

目前认为，垂体腺瘤发展可以分为两个阶段：首先垂体细胞发生突变，然后在内外因素作用下突变的细胞异常增殖，发展成垂体腺瘤。可以用单克隆细胞异常增殖来解释。目前还未找到垂体腺瘤真正的发病机制。

二、垂体腺瘤的临床表现

在垂体腺瘤早期，往往因为肿瘤较小，临床上没有任何颅内占位症状，仅出现内分泌改变症状，常被患者忽视。随着瘤体的增大，内分泌改变症状凸显，主要表现：①垂体本身受压症群，造成其他垂体促激素的减少和相应周围靶腺体的萎缩，表现为生殖功能低下、继发性甲状腺功能低下、继发性肾上腺皮质功能低下等；②垂体周围组织受压症群，主要压迫视交叉，此类患者可能存在颅内高压。表现为视力减退、视野缺损和眼底改变等，还可因肿瘤生长到鞍外，压迫颈内动脉、Willis 动脉环等组织产生血管神经性头痛；③垂体前叶功能亢进症候群，以高泌乳素血症、肢端肥大症和皮质醇增多症多见。

在垂体腺瘤的大小诊断标准中，Hardy 提出直径 10mm 以下者为微腺瘤，10mm 以上者为大腺瘤。Grote 提出肿瘤直径超过 40mm 者为巨大腺瘤。相当比例的垂体腺瘤都表现为一种或几种激素异常分泌增多。

三、常见类型垂体腺瘤的麻醉管理

垂体腺瘤患者的临床症状表现多样，尽管内分泌紊乱所致的独一无二的表现很容易被发现，如库欣病和肢端肥大症，但理想的麻醉管理需要充分理解每一位患者的内分泌及复杂的病理生理。所有患者都需要慎重的术前评估，有很多种可行的麻醉方案供选择，但麻醉药物的最终选择应该是个体化的。

1．泌乳素型垂体腺瘤

此型腺瘤是最常见的垂体腺瘤，占所有垂体腺瘤的 50%以上。高泌乳素血症是最常见的下丘脑-垂体紊乱表现。泌乳素型垂体腺瘤的 65%为小泌乳素瘤，发生于女性，其余 35%腺瘤男女均可发生。除鞍区神经占位压迫症状外，男性表现为性功能减退，女性表现为“溢乳-闭经-不孕”三联征。

高泌乳素功能腺瘤，相关激素合成或分泌不足，导致不同程度的代谢失常及有关脏器功能障碍，应激水平相对低下，对手术和麻醉的耐受性差，术前应补充糖皮质激素，以提高机体对药物的反应性。麻醉诱导、麻醉维持可适当减低镇静、镇痛药物剂量，术中亦可追加糖皮质类激素。此型腺瘤的麻醉苏醒期也较其他类型为长。

2．生长素型垂体腺瘤

此型腺瘤起病隐匿，逐渐出现手足增大、鼻唇增大增厚、皮肤粗厚、皮质骨增厚、下颌骨增长等特有面容，从症状出现到最终确诊，平均 6～7 年，初次就诊原因通常为腕管综合征或出现视野缺损。随着病程的延长，此型患者均伴有不同程度的血压增高、心律失常，出现左心室肥厚、瓣膜关闭不全等心脏器质性改变的患者，手术后激素水平可逐步恢复正常，但心脏器质性改变已不可逆转。

麻醉前访视应充分评估气道，准备困难气道的应对措施。由于舌体肥厚、会厌宽垂，还有下颚骨过度增长，导致咬合不正、颅骨变形，即使应用最大号喉镜片也不能充分推开舌体，全部置入喉镜片也感提升会厌吃力，声门常常暴露困难。国外一项回顾研究显示，746 例经蝶入路垂体腺瘤患者有 28 例遇到困难气道问题，占 3.8%，发生率并不比普通外科困难气道发生率高，但在垂体腺瘤患者当中，生长素型患者困难气道的发生率是其他类型垂体腺瘤患者的 3 倍。生长素型垂体腺瘤患者困难气道的发生与性别、肿瘤大小无关。

应激反应主要由交感-肾上腺髓质系统和下丘脑-垂体-肾上腺皮质系统参与，可见垂体是应激反应的重要环节。此型腺瘤患者麻醉诱导、麻醉维持阶段的镇静镇痛要求较高，可能与高生长激素血症、高代谢有关，也可能与骨质增厚导致外科有创操作困难、耗时长久有关。

垂体依赖性血糖升高，系因垂体占位病变造成中枢性内分泌激素分泌异常，可出现糖尿病的临床表现，也有人认为垂体瘤性高血糖是由抗激素因子存在引起的。糖代谢的紊乱是影响神经功能恢复的重要风险因素，高血糖可以加重乳酸酸中毒，造成脑继发损害。术中动态监测血糖水平，必要时给予胰岛素进行干预，有利于术中脑保护及术后脑功能的恢复，对缺血性脑损伤有明显的保护作用。

3．皮质激素腺瘤

典型的皮质激素腺瘤患者表现为库欣综合征，是由于腺垂体的促皮质激素腺瘤引起的皮质醇增多症的一种表现形式，男女比例为 1∶5，女性主要集中在孕产期年龄阶段，＞7 岁的儿童若合并有库欣综合征，则多患有垂体瘤，反之，＜7 岁的儿童若合并有库欣综合征，则多提示肾上腺肿瘤。1912 年 Haevey Cushing 首次报道并定义之，并且揭示了库欣综合征患者中，接近 80%的患者是由于垂体 ACTH 分泌增多引起的，其余 20%是由于异位存在 ACTH 分泌功能的肿瘤，如燕麦细胞癌、支气管肿瘤、胰岛细胞瘤、嗜铬细胞瘤。

与生长素腺瘤基本一致，此型应激反应更剧烈，增加麻醉深度，并辅以尼莫地平、艾司洛尔等维护循环稳定，将应激反应控制在一定程度内，保证内环境稳定，减少内分泌并发症，避免过强过久的应激反应造成机体损伤，深麻醉恐是不二选择。

术中应动态监测血糖水平，将血糖控制在 12mmoL/L 以内，加深麻醉以削弱外科操作引起的强烈应激反应，可降低交感神经-下丘脑-肾上腺轴的反应性，使糖异生减少，抑制无氧酵解增多导致的乳酸生成；逆转应激状态下机体胰岛素受体敏感性的下降，减弱血糖升高的趋势，稳定糖代谢，有利于术后脑功能恢复。

第二章　小儿麻醉

第一节　小儿周围神经阻滞

早在 20 世纪初，麻醉医师就开始研究婴幼儿蛛网膜下腔阻滞，之后相继出现小儿实施骶管阻滞、硬膜外阻滞以及臂丛神经阻滞等周围神经阻滞的报道。20 世纪 40 年代以后，由于全身麻醉的迅速发展，国外对小儿区域麻醉的兴趣随之渐渐减退。但近 20 年随着神经刺激器神经定位与近 10 年来超声定位引导技术的应用，周围神经阻滞的成功率提高。神经阻滞可产生完善的镇痛及肌松作用，复合全身浅麻醉，既能满足某些手术要求，又大大减轻了全身麻醉可能带来的不良反应，患儿苏醒迅速，术后镇痛良好，不失为是一种良好的麻醉选择。当代小儿周围神经阻滞术逐步成熟。

小儿周围神经阻滞具有许多优点：①可以降低术中静脉或吸入性麻醉药的剂量和浓度，减少或不使用阿片类药物。②患儿苏醒迅速，术后可早期下床，缩短住院时间。③或许可减少术后全麻相关的并发症。④或许可抑制因手术产生的应激反应。⑤在精细手术如神经肌腱修复术后，便于肢体固定。⑥使用长效局麻药物可提供长时间的术后镇痛，减少出院后阿片镇痛药的需要。⑦周围神经阻滞还可作为治疗手段，用于治疗相关疾病引起的血管性疾病，如腰交感阻滞和星状神经节阻滞用于治疗婴幼儿继发于动、静脉透析的肢体缺血等。

各年龄段小儿的解剖结构的差别较大，与成人相比，实施小儿周围神经阻滞的难度更大，对技术要求也更高。另外要注意的是，年龄越小局麻药中毒的风险越大，如果缺乏适当的穿刺器具及急救和监测设备，将更增加小儿周围神经阻滞的风险。因此，小儿麻醉医师必须熟悉局麻药及辅助药物的小儿药代学和药效学特点，熟悉不同年龄段小儿的解剖特点及各种周围神经阻滞技术，并掌握其适应证和并发症，才能安全地实施小儿周围神经阻滞。

周围神经阻滞的禁忌证较少，包括：①穿刺区域感染。②周围神经疾病。③凝血功能紊乱为相对禁忌证。

一、小儿周围神经阻滞的相关问题

（一）全身麻醉下实施周围神经阻滞

小儿与成人周围神经阻滞最大的区别在于小儿周围神经阻滞多数在全身麻醉或深度镇静下实施。传统意义上，全身麻醉或深度镇静对于周围神经阻滞来说可能是反指征，有可能增加神经损伤或局麻药中毒等并发症。随着神经刺激器和超声定位技术的应用，许多小儿麻醉医师逐渐消除了上述顾虑，多数国内外麻醉学者认为全身麻醉或深度镇静下实施小儿周围神经阻滞是安全可行的，而没有完善的麻醉或镇静下，强行实施周围神经阻滞很可能会增加损伤神经的风险。

（二）与年龄相关的神经毒性

局麻药在小儿的应用及其对发育中的神经系统的毒副作用一直是一个争论的热点。动物实验资料显示所有的局麻药都有潜在的神经毒性，而且神经毒性与其麻醉效能平行。影响神经毒性的因素包括局麻药的浓度及神经与局麻药的接触时间。尤其对于神经系统尚未发育成熟的新生儿更重要，常规浓度的局麻药可能对新生儿造成直接的神经损伤，因此高浓度局麻药禁用于新生儿。

（三）消毒及无菌操作

为了减少感染的风险，周围神经阻滞前的皮肤准备非常重要，尤其是有皮肤皱褶的腋窝区或腹股沟区。含碘消毒液是常用的消毒剂，但容易损伤婴儿娇嫩的皮肤，可在穿刺完成后应用乙醇脱碘，避免碘对皮肤的灼伤。对于年幼小儿更推荐用氯己定进行消毒，可减少对皮肤的刺激。周围神经留置导管术更应严格无菌操作。采用超声引导技术时，应该注意超声探头的无菌操作技术，可用医用手术薄膜或专用超声探头套件进行隔离。

（四）局麻药在小儿应用的药理学及药代学特点

（1）吸收：局麻药的毒性取决于药物吸收快慢以及用药总量。婴儿、儿童及成人的局麻药药理及药代学是不同的。主要与下列因素有关：①不同年龄间的体液所占体重的百分比。②脏器血液灌注和分布。③肝肾功能状况。④药物的蛋白结合情况、代谢及排泄。

（2）蛋白结合：显然那些与蛋白结合少或代谢率低的局麻药易产生全身毒性反应。新生儿白蛋白浓度较低，可导致局麻药蛋白结合较低，6 个月以下婴儿尤其明显。就布比卡因而言，蛋白结合率低可导致游离局麻药浓度明显升高。

（3）分布：局麻药经过全身吸收和与蛋白结合后分布至不同的器官和组织内。体液的分布随年龄而改变，早产儿含水量为体重的 80%，新生儿为 75%，婴儿为 65%，年长儿和成人为 60%细胞内液从早产儿的 20%增加到青少年的 30%，而细胞外液从出生到成年减少了 50%，这些改变对局麻药的药物代谢动力学影响非常显著。幼年期所有药物的分布容积均高。单次注射一定剂量局麻药后，婴儿的血药峰值浓度较成人的低，降低了局麻药的毒性，也抵消了由于局部血流丰富导致的全身吸收量增加。另外，新生儿血脑屏障不完善，可允许较高浓度的未结合药物进入中枢神经系统。

（4）代谢：在新生儿或 3 个月以内的婴儿，肝脏代谢及转化药物的酶活性有限，清除及排泄能力相对较弱，药物半衰期较长，多次给药后易出现药物蓄积。到出生后第二年，清除率逐渐上升并高于成人，小儿可以耐受相当于成人中毒量的局麻药。当然，这并不意味着可以使用超量的局麻药。

（5）常用局麻药：临床常用的局麻药主要有两大类，即酯类和酰胺类。常用于小儿（特别是婴幼儿）的酰胺类局麻药包括利多卡因、布比卡因、左旋布比卡因和罗哌卡因，依替卡因、甲哌卡因及吡咯卡因则较少用于小儿。

酯类局麻药：酯类局麻药主要通过血浆酯酶水解，属肝外性代谢，因而其代谢能力与年龄相关较少。新生儿及 6 个月以内的婴儿血浆假性胆碱酯酶活性为成人 1/2。普鲁卡因和氯普鲁卡因的清除率较低。基于这一点，Singler 提出氯普鲁卡因的最大剂量为 7mg/kg，普鲁卡因的最大剂量为 5mg/kg。酯类局麻药代谢较酰胺类局麻药快，所以小儿用药安全性高于酰胺类局麻药。

酰胺类局麻药：酰胺类局麻药在体内首先被血浆蛋白结合，主要是 α_1 酸性糖蛋白（对局麻药有较高亲和力）和白蛋白（量大但亲和力较小）。布比卡因、左旋布比卡因和罗哌卡因＞90%被血浆蛋白结合，只有游离的局麻药具生理活性，可作用于心血管系统及中枢神经系统引起毒性反应。＜6 个月的婴儿血浆蛋白总量较低，因此游离的局麻药较多，年龄小的婴儿更易发生毒性反应。新生儿黄疸可进一步降低白蛋白的作用。当年龄满 1 岁时，其血浆蛋白结合量与成人接近。酰胺类局麻药主要在肝脏降解，其代谢通过肝的细胞色素 P450 系统，细胞色素 P450 系统成熟在 1 周岁左右，因此对新生儿及婴儿实施周围神经阻滞应减量。

（五）局麻药及其中毒风险

由于小儿心排血量相对较大，对局麻药的全身吸收较多，故小儿局麻药中毒的风险较高。小儿局麻药全身吸收增加，导致通过血脑屏障的局麻药也增加，直接增加对中枢神经系统的毒性。同时，也直接增加了心脏毒性。当利多卡因血浆浓度为 2～4μg/mL 时，有抗惊厥作用，当达到 10μg/mL 时，可导致惊厥的发生。例如，当血浆利多卡因浓度为 5μg/mL 时，成人可见神经毒性症状，而当利多卡因浓度为 2.5μg/mL 时，新生儿即可发生明显的神经毒性症状，其血浆出现毒性的浓度明显低于成人。

在非麻醉状态下，神经毒性症状如头痛、嗜睡、眩晕、口唇发麻等，患儿都可描述。但是对于婴儿或麻醉下的患儿，以上症状包括寒战、震颤或急性发作的抽搐都不能及时发现。在全身麻醉下，发现局麻药中毒必须依靠间接征象，如肌肉僵直、排除其他原因的低氧血症、无法解释的低血压、心律失常或循环衰竭。全身麻醉可以掩盖神经症状但不能掩盖心脏毒性反应，因此更应加强对心血管系统的监测。小儿布比卡因的血浆浓度达 2μg/mL 时，就可能出现心脏及神经系统毒性反应。但非结合布比卡因血浆中毒浓度尚未知。有资料显示，罗哌卡因更适用于小儿术后镇痛，其持续输注的血药浓度较布比卡因更稳定。

（六）减少局麻药中毒风险的措施

1．局麻药中毒的因素

（1）药物总剂量：局部麻醉药的剂量应根据患者的年龄、身体状况、体重以及麻醉的部位来决定。

（2）注射位置：相同剂量的局麻药注射到血管较多的区域相对于血管少的区域导致较高的血药浓度。成人行区域阻滞后局部麻醉药的血浆浓度从高到低为：肋间神经阻滞、骶管阻滞、硬膜外阻滞、臂丛神经、股神经和坐骨神经阻滞。目前尚无儿童相关方面的研究。

（3）吸收率：局部麻醉药的吸收率取决于注射部位的血管分布情况，血液灌注高的部位吸收率高，灌注低的部位吸收率低。婴幼儿的相对心排血量和局部血流量是成人的 2～3 倍，局麻药的全身吸收也相应增加，而血管收缩剂可减少吸收率，延长阻滞时间。在成年人中，肾上腺素的使用剂量通常是有限的，复合使用吸入麻醉药时可能有诱发心律失常的风险。当使用氟烷，1.0～1.5μg/kg 的肾上腺素是成人最大推荐剂量，但较高剂量的肾上腺素在儿童是安全的。但不能＞1∶100000 的肾上腺素浓度，通常使用 1∶200000 或更小的浓度。末梢神经阻滞（比如手指和阴茎根部阻滞）禁用肾上腺素，动脉收缩可能会导致组织坏死。

（4）中毒阈值的改变：通过使用中枢神经系统镇静剂如西地泮或咪达唑仑改变中枢神经系统毒性的阈值，对局麻来说是有价值的辅助方法，不仅可以减少患者的焦虑，也可提高局部麻醉剂过量导致中枢神经系统中毒的阈值。但是必须注意，虽然苯二氮䓬类可减少局麻药中枢神经系统毒性表现，但是不能减少局麻药的心血管毒性。因此，术前给予苯二氮䓬类，即使没有中枢神经系统中毒，也可能会出现心血管中毒症状。

（5）局麻药给药技术：注射局麻药前必须回抽以确定其不在血管内，但未抽出血液并非不在血管内的绝对指征。30～60 秒内循环系统出现以下情况应考虑药物误入血管：短时间（15 秒）内 ST 段抬高和 T 波改变，随后血压升高，还可能在心动过缓后继发心动过速。ST 段和 T 波变化似乎是局部麻醉剂血管内注射的敏感指标。仔细观察心电图，尤其是V5导联，在检测布比卡因与肾上腺素血管内注射时是高度敏感的。97%的婴儿和儿童在静脉注射布比卡因和肾上腺素后发现了心电图改变。

2．减少局麻药中毒的措施

（1）首先用药剂量不超过建议的局麻药最大允许剂量。有低镁血症或低钠血症的小儿应减少25%的剂量。

（2）影响局麻药毒性的其他因素，如低温、低氧血症、高碳酸血症、酸中毒或高钾血症，可通过不同的机制加重局麻药的毒性反应。因此，有上述情况时，应适当减少局麻药剂量。

（3）联合用药时，两种药物的毒性可以是相加的。当一种局麻药达到最大允许剂量时，就不应该再联用另一种局麻药。在联合应用两种局麻药时，需详细计算最大允许剂量，且应该减少单个药物的相对百分比。

（4）局麻药种类和浓度应根据临床需求来选择。一般来说，婴儿或低龄儿童用较低浓度的局麻药，如 0.1%的罗哌卡因、0.25%的布比卡因或左旋布比卡因；而较高浓度如 0.5%的布比卡因或左旋布比卡因用于年长儿。高浓度局麻药可延长作用时间，增强运动阻滞，但对于低龄幼儿可能对发育中的神经系统造成直接的损伤。目前，年长儿与低龄幼儿的年龄界线尚不明了。

（5）给予试验剂量是减少局麻药中毒风险的方法之一。注入全量局麻药前必须肯定针尖没有误入血管。对婴儿来说，误入血管的风险更大。尽管临床上常根据微量肾上腺素进入全身循环而引起的心率加快来判断穿刺针是否误入血管，但对于全身麻醉下的患儿不能完全依赖这种现象。尽管以试验剂量来判断是否误入血管是一个非常好的方法，但剩余的药物仍应缓慢注射，而且整个给药过程必须在生命体征的全面监测下，尤其是心电监测。

（6）由于小儿的心排血量相对较大，局部血流相对较快；小儿对局麻药全身吸收的危害相对较成人大，所以局麻药中应加入肾上腺素以减少局麻药的全身吸收，降低局麻药毒性反应的发生。

二、臂丛神经阻滞

（一）适应证及相关解剖生理特点

臂丛神经阻滞适应证为肩、臂及手的手术。婴儿解剖上与成人最重要的不同是上肺或肺尖明显超过锁骨和第 1 肋骨的上缘，突向颈部，锁骨下动、静脉及臂丛低位的分支紧贴肺尖或部分陷入肺尖。因此锁骨上臂丛神经阻滞时损伤肺尖的可能性更大。患儿年龄越小，呼吸运动越依赖膈肌，锁骨上和肌间沟神经阻滞均容易发生膈神经阻滞，对于婴幼儿即使单侧的膈神经阻滞也可能显著影响呼吸功能。另外，喉返神经阻滞引起的声带麻痹也可影响气道，严重的可引起气道梗阻。

（二）肌间沟臂丛神经阻滞

1．特点及相关解剖

肌间沟阻滞能阻滞肌皮神经，但对尺神经的阻滞并不可靠，因为尺神经在神经丛的较低位置发出。

2. 操作技术

传统解剖定位或神经刺激器定位方法：患儿平卧，头偏向对侧，在胸锁乳突肌后缘的下方，环状软骨水平扪及肌间沟，穿刺针与皮肤呈 90°，略向尾端倾斜，当使用刺激器定位，可引出相应肌肉抽搐后，注入局麻药。若膈神经受刺激，可引出膈肌收缩，表示进针太浅表，可适当增加进针深度。

超声引导法：高频探头（10～13MHz）置于喉部，显示颈总动脉和颈内静脉，然后向外侧滑动，在胸锁乳突肌外侧缘，可显示位于前中斜角肌之间的臂丛神经横断面，典型的图像为C_5、C_6、C_7神经根形成的三个圆形低回声区，有时可见四个似“三明治”一样被前中斜角肌夹着。采用探头平面内技术时，探头的两侧均可进针，但从内侧进针似乎更安全，因为穿刺针是逐渐远离颈动脉、椎动脉和脊髓。采用探头平面外技术时，进针过程中，针尖会有挤压组织征象，轻微抖动针尖也有助于判断针尖的位置。要注意的是，神经根与脑脊液直接相通，若在神经根内注射局麻药，有引起全脊麻的可能，因此，应避免穿刺针刺入神经根。

3. 并发症

交感阻滞引起的霍纳综合征较常见。膈神经阻滞，可造成单次膈肌麻痹，尤其对于婴儿或有呼吸系统问题的患儿，可能成为一个难以耐受的并发症。若局麻药误入椎动脉会直接进入中枢神经系统，造成中枢神经系统的毒性反应。其他少见的并发症有气胸、硬膜外或蛛网膜下腔注射。

（三）锁骨上臂丛神经阻滞

1. 特点及相关解剖

在成人，锁骨上臂丛神经阻滞被认为是阻滞效果相对较好的一种阻滞方法。该区域臂丛神经相关的解剖结构，小儿与成人有较大的区别，即小儿的上肺或肺尖明显超过锁骨和第 1 肋骨的上缘，锁骨下动、静脉及臂丛低位的分支紧贴肺尖或部分陷入肺尖，年龄越小这种现象越明显。超声引导技术虽然能分辨臂丛神经、锁骨下血管和胸膜，减少刺入血管和胸膜的风险，但仍不能完全避免，临床采用该技术其他入路的臂丛神经阻滞方法相对更安全。锁骨上臂丛神经阻滞一般不是小儿患者首选的臂丛神经阻滞方法，尤其是婴幼儿。若要实施该技术，建议在超声引导下，由有经验的医师实施。

2. 操作技术

患儿平卧，头偏向对侧。超声引导探头（8～13MHz）稍倾斜置于锁骨上窝，锁骨下动脉是重要的解剖标志，臂丛神经表现为一簇低回声的结构，紧贴其下方的是高回声的第 1 肋骨，内侧下方是同样高回声的胸膜顶，在年龄较小的儿童，臂丛神经常常紧贴于胸膜上。采用探头平面内技术时，探头的两侧均可进针，内侧进针似乎更安全，因为穿刺针是逐渐远离锁骨下动脉和胸膜顶。探头平面外技术不推荐应用于锁骨上臂丛神经阻滞。

3. 并发症

主要有刺破血管、气胸、一侧膈神经阻滞等，应注意对于婴儿或有呼吸系统问题的患儿，一侧膈神经阻滞也可严重呼吸。星状神经节阻滞引起的霍纳综合征少见。

（四）锁骨下径路

1．特点及相关解剖

外侧垂直锁骨下臂丛神经阻滞（LVIBP）用于小儿是因为这种径路不必使手臂外展，与腋路法相比，上臂的阻滞效果好，不必额外进行肌皮神经阻滞。

2．操作技术

（1）传统解剖定位或神经刺激器定位方法：上臂外展或是腋路臂丛神经阻滞的体位，扪及喙突，用24G针，在喙突外侧0.5cm处，垂直于皮肤进针，边进针边回抽。当使用刺激器定位时，可见相应肌肉抽搐，回抽无血无空气，注入局麻药。

（2）超声引导法：可使用高频线阵探头（8～13MHz）置于锁骨下窝，可见锁骨下动、静脉，三个低回声圆形结构围绕着锁骨下动脉。胸大、小肌位于动脉上方，高回声的肋骨和胸膜位于臂丛和动脉的内下方。推荐采用探头平面内技术，从头侧进针阻滞臂丛外侧、内侧和后束。可在后束和侧束之间放置导管。保持针尖在视野内是避免刺破胸膜的重要手段，因此不推荐采用平面外技术。

3．并发症

并发症少见，但仍有误入胸腔或误入血管的风险。

（五）腋路臂丛神经阻滞

1．特点及相关解剖

腋路臂丛神经阻滞是小儿常用途径，优点为实施简单，并发症相对较少。缺点是患儿必须外展手臂才能实施，而且肌皮神经阻滞不充分，因为肌皮神经在形成尺神经、正中神经、桡神经之前已经离开血管神经鞘。由于肌皮神经支配前臂外侧，若手术涉及此区域则应对肌皮神经进行单独阻滞。

2．操作技术

（1）传统解剖定位或神经刺激器定位方法。①单点腋路臂丛神经阻滞：首先扪及腋动脉，穿刺针（22～24G）在动脉上方近腋窝顶，与皮肤呈 30°～45°角向着锁骨中点的方向行进。进入血管鞘时可有突破感，接神经刺激器，可引出手部活动，注射局麻药。当局麻药注入血管鞘后，即可见腋窝呈梭形肿胀，在婴儿及低龄幼儿尤为明显。这种梭形肿胀是由于局麻药在血管鞘内扩散而引起，消失也快，但必须与皮下注射相鉴别，皮下注射的肿胀不呈梭形，消失也较慢。当注入局麻药移除穿刺针后，应将手臂内收，使肱骨头不再顶住腋窝，再在注射点加压以帮助局麻药的扩散。②多点腋路臂丛神经阻滞：围绕腋动脉两侧和后方注药，也可依靠神经刺激器分别阻滞各神经。肌皮神经早离开血管神经鞘，所以一般需单独对肌皮神经进行阻滞。神经刺激器或超声定位可获得更可靠的阻滞。在非全身麻醉状态下，患儿需用止血带，还要阻滞肋间臂丛神经，可直接在臂内侧上部进行环行皮下注射。

（2）超声引导腋路臂丛神经阻滞：可使用高频线阵探头。若采用探头平面内技术，可在探头的上方，沿探头长轴进针，首先进针到肌皮神经，注药后稍退针，调整针的方向进针至正中神经、尺神经及桡神经分别注药。有时，由于正中神经和动脉的阻挡，穿刺针难以接近尺神经和桡神经，可沿探头长轴适当转动探头，挤压动脉使它们的位置关系发生改变。若仍有困难，可从探头的另一侧进针。探头平面外技术，可以动脉所对应的皮肤为进针点分别斜向两侧进针阻滞上述四根神经。该技术进针阻滞桡神经时，会受到腋动脉的阻挡，故应根据桡神经的位置适当调整穿刺点。

3．并发症

血肿和神经压迫少见。为防止血肿的发生，应禁忌在儿科患者采用经血管穿刺法，穿刺过程中若不慎误穿动脉应至少压迫 5 分钟，避免血肿形成以及由此而发生的肢体缺血。多次行腋路臂丛神经阻滞后，腋窝水平神经的解剖结构可能相对有所改变。多点注射时应注意掌握药物总量，不可超过局麻药中毒剂量。

（六）上肢神经阻滞的局麻药剂量

上肢神经阻滞可单用一种或联用两种局麻药物。为了延长阻滞时间，常用布比卡因、左旋布比卡因或罗哌卡因。因为臂丛神经周围无丰富毛细血管，局麻药全身吸收少，但仍需以局麻药最大允许剂量为指导。一般罗哌卡因、布比卡因的浓度为 0.2%～0.5%，<5 岁的小儿一般用较低浓度，总容量为 0.2～0.4mL/kg，总量≤3mg/kg。局麻药内可加肾上腺素 2.5～5μg/mL，有助于发现局麻药误入血管，减少局麻药的全身吸收。镇痛时间一般在 4～12 小时。

三、下肢神经阻滞

过去，小儿下肢手术常常在骶管麻醉下完成。然而，超声和刺激器定位技术正推动小儿下肢神经阻滞的快速发展。越来越多的研究证明小儿下肢神经阻滞的风险低于骶管麻醉，这将更有利于这项技术的推广应用。小儿下肢神经阻滞可根据情况，行单次阻滞或留置导管持续输注用于术后镇痛。小儿与成人相关的解剖差异主要是神经干更细，局麻药沿筋膜和神经鞘扩散的范围更广。

（一）股外侧皮神经阻滞

1．适应证

较少单独进行股外侧皮神经阻滞，但在一些特殊情况如恶性高热患儿不能进行全身麻醉时，可做单纯的股外侧皮神经阻滞或股神经复合股外侧皮神经阻滞，进行肌肉活检。在大多数情况下，髂筋膜间隙阻滞将连同股神经、闭孔神经一起阻滞，而不必单行股外侧皮神经阻滞。

2．操作技术

股外侧皮神经发自于 L_2～L_3 神经根，在髂筋膜深层，朝髂前上棘方向下行，然后沿大腿上部阔筋膜下下行。股外侧皮神经支配大腿外侧的皮肤感觉。其终末分支还支配膑骨。由于股外侧皮神经为单纯感觉神经，故无需神经刺激器。腹股沟下径路，在髂前上棘内侧，腹股沟韧带下 0.5～1cm，22G 钝穿刺针垂直进入皮肤，当有突破感时，提示穿刺针进入阔筋膜，做扇状阻滞。

3．并发症

除了罕见的直接损伤神经，股外侧皮神经阻滞没有特别的并发症。

（二）股神经阻滞

1．适应证

适应证为膝以上的手术，股骨远端的骨折。实施简单，可以用或不用神经刺激器定位。但对于清醒的股骨骨折患儿，神经刺激器不能使用，否则会造成患儿明显疼痛。

2．操作技术

传统解剖定位或神经刺激器定位方法：患儿平卧，在腹股沟韧带下扪及股动脉，穿刺针在腹股沟韧带下 1cm，动脉外侧 0.5～1cm。向头端倾斜刺入皮肤。当针尖突破阔筋膜，有突破感。当使用神经刺激器时，可见股四头肌收缩。若出现缝匠肌收缩，应将针尖适当向外调整。确定针位置后注入局麻药。过去曾经提出“三合一”神经阻滞法，即股神经阻滞时增加局麻药容量，使局麻药通过股鞘向头端向腰丛扩散，同时阻滞股外侧皮神经及闭孔神经。但有研究认为“三合一”阻滞时，股神经可被完全阻滞，但是小儿股外侧皮神经及闭孔神经的阻滞完善率仅20%。有研究采用放射造影剂证实，即使放置止血带并注射大量局麻药，阻滞范围仍不能超过骨盆。这可能是股外侧皮神经及闭孔神经的阻滞完善率不高的原因。

超声引导法：可将高频探头（10～13MHz）置于腹股沟韧带远端股神经位置，靠近股动脉外侧和髂耻弓的下面。超声图像上，股动脉很容易发现，股神经表现为相对较高的回声影，位于其外侧，婴幼儿股神经的回声与周围组织相近，较青少年和成人难以辨别。探头平面内或平面外技术对股神经阻滞都是适合的，关键是穿刺针要刚好穿透髂筋膜，即针尖在髂筋膜和髂腰肌之间，如果能确定股神经，则针尖不必接触股神经也能获得完善的阻滞效果。对于股神经难以辨别的病例，神经刺激器能有助于辨别股神经，联合应用神经刺激器可提高穿刺成功率。

3．并发症

不多见，但有时可能误穿入股动脉。一旦误穿入股动脉，应压迫至少 5 分钟，以避免巨大的血肿形成。

（三）髂筋膜间隙阻滞（FICB）

1．特点及相关解剖

髂筋膜间隙阻滞可阻滞股神经、股外侧皮神经及闭孔神经。与“三合一”阻滞比较，小儿髂筋膜阻滞股外侧皮神经及闭孔神经的成功率显著提高。这是因为腰丛的三支终末神经（股神经、股外侧皮神经、闭孔神经）沿腰大肌发出，在髂筋膜内侧面下行。髂筋膜间隙阻滞是将局麻药注入髂筋膜与髂肌之间，其注射点较股神经阻滞靠外侧，局麻药向内侧扩散阻滞股神经，向上扩散阻滞股外侧皮神经及闭孔神经。此外，髂筋膜间隙阻滞还能完善地阻滞股神经的分支生殖股神经。

2．操作技术

患儿平卧，连接髂前上棘至耻骨联合，标记腹股沟韧带，并将其均分为三分。在外 1/3 与内 2/3 的交点，向远端作腹股沟韧带的垂线，穿刺点在垂线上，根据患儿年龄，距腹股沟韧带 0.5～2cm。用短斜面穿刺针，垂直进入皮肤，不必依靠神经刺激器定位。在穿刺针后接针筒，穿刺针缓慢推进，能感觉到两次突破感，第一次突破感为阔筋膜，第二次突破感为髂筋膜。随后固定针筒，在髂筋膜下注入局麻药。超声技术可用于辅助观察局麻药液的扩散，调整针尖的位置，获得更好的阻滞效果。

3．并发症

当髂筋膜阻滞太靠内侧时，会造成股神经阻滞完善，而另两根神经阻滞不全。无其他特别并发症。

（四）腰丛神经阻滞

1．特点

与髂筋膜阻滞相仿，腰丛阻滞也能完善地阻滞腰丛的三大分支以及髂腹下神经、髂腹股沟神经和生殖股神经，这些神经支配会阴区域。

2．操作技术

传统解剖定位或神经刺激器定位方法：患者可取侧卧位，患侧向上，髋关节和膝关节自然弯曲。髂嵴最高点画垂线。在髂后上棘，平行于 L_4～L_5 棘突连线画线。两线交点为穿刺点。垂直于皮肤进针略向后寻找L_4横突，然后将穿刺针（21G，5～10cm）略向头侧或尾侧倾斜，避开横突进针少许，直至引出股四头肌收缩（刺激器刺激股神经）。调整穿刺针的位置，下调电流至0.5mA，仍能引出股四头肌收缩，回抽无血后，缓缓注入局麻药。一般建议刺激电流阈≥0.5mA，因为该区域的神经外膜相对较厚，若刺激电流阈<0.55mA 仍有肌肉颤动，穿刺针刺破神经外膜的概率将明显增加。

超声引导法：高频线阵探头可用于体型较小的患儿，低频弧形探头（5～10MHz）适用于体型较大的患儿。探头可垂直于脊柱，置于 L_4～L_5 横突的位置。内侧高回声的横突及其深面黑色的声影，其外侧浅表的腰方肌和深面的腰大肌之间为腰大肌间隙，腰神经丛一般位于其中，部分位于腰大肌内。其外侧有时可见肾脏下极。采用探头平面内技术，进针至腰大肌间隙，如果有必要，可将探头转为平行脊柱的位置，确认针尖与腰丛的位置关系。其具体操作为：探头平行脊柱放置，缓慢向外侧平移，超声图像上可很容易观察到两个高回声的横突及其深面黑色的声影（L_4～L_5），继续向外平移探头直到横突的超声成像消失，然后稍向内平移探头，就可获得L_4～L_5横突外侧缘的超声成像。位于L_4～L_5横突声影之间的由浅入深分别为腰方肌、腰丛和腰大肌。这种方法进针时，由于受横突的阻挡，进针角度往往比较垂直，针尖的显影相对困难。神经刺激器可辅助用于确认针尖的位置。

3．并发症

并发症并不多见。倘若进针较深，进入后腹膜，可能损伤大血管或后腹膜的脏器。当穿刺时，发现不断回抽见血，提示可能穿刺到血管，有可能造成后腹膜血肿，还有误穿重要脏器（如肾脏）的可能。较大剂量的局麻药有可能扩散到硬膜外腔或蛛网膜下腔，故在注药时应严密观察心率和血压。

（五）坐骨神经阻滞

1．适应证及相关解剖

坐骨神经阻滞可完成足部手术及腿、足创伤后镇痛。当复合腰丛或股神经阻滞时，可满足大部分下肢手术的麻醉及术后镇痛。

小儿坐骨神经阻滞有多种径路，包括后路、前路及侧路坐骨神经阻滞。根据阻滞部位不同，又分为骶旁、坐骨旁、臀肌下、腘窝等区域的坐骨神经阻滞。后路坐骨神经阻滞成功率高、阻滞完善、并发症少，是小儿坐骨神经阻滞最常用的方法。但是，由于一些患儿体位不能变动，故侧路坐骨神经阻滞也有一定的优势，侧路坐骨神经阻滞不能完全阻滞股后皮神经。坐骨神经阻滞可采用神经刺激器或超声定位，这两种方法均可降低神经内穿刺注射的风险。有11%的人坐骨神经在梨状肌下孔水平就已分为胫神经和腓总神经，超声定位可分别阻滞这两根神经，减少阻滞失败率。

2．操作技术

（1）传统解剖定位或神经刺激器定位方法。①后路坐骨神经阻滞：患儿侧卧位，患侧朝上，屈髋屈膝，一般取股骨大转子与尾骨顶端连线中点为穿刺点。穿刺深度按年龄不同而不同，为16～60mm。以神经刺激器定位，穿刺针垂直于皮肤进针，方向朝坐骨粗隆的外侧面，向内、向上缓慢推进，直至引出肌肉抽搐，足跖屈或背伸。将电流减至0.5mA还能引出足部运动时，注入局麻药。②侧路坐骨神经阻滞：患儿平卧位，患侧臀部下垫薄枕，标记股骨大转子。穿刺点位于大腿外侧，根据年龄不同于大转子下 1～2cm。穿刺针与神经刺激器连接，垂直于皮肤与股骨长轴缓慢进针，直至引出足趾活动。

（2）超声引导法：超声引导技术也可用于上述两种入路的坐骨神经阻滞，但上述两处坐骨神经的解剖位置相对较深，超声引导技术优势不明显，一般用于以下入路的坐骨神经阻滞。①臀肌下入路：是超声引导坐骨神经阻滞最常用的阻滞方法，患儿可取俯卧位或侧卧位，可将高频探头（10～13MHz）置于臀皱褶处，坐骨神经位于臀大肌和股方肌之间，向下径于股二头股和股方肌或半腱半膜肌之间。坐骨神经在这个区域相对浅表，一般表现为高回声。针尖接触坐骨神经，注射药可形成围绕坐骨神经的局麻药池，获得完善的阻滞效果。②前路坐骨神经阻滞：儿童相对成人更容易操作，患儿可取仰卧位、蛙腿，可采用高频线阵探头或弧形探头置于腹股沟韧带下 3～5cm。蛙腿位可使股骨后方的坐骨神经变为股骨的内侧深面。高回声的小转子的内侧前方是股动脉，坐骨神经常常位于它们之间的深部。③股骨中段坐骨神经阻滞：儿童比成人容易操作，患儿取仰卧位，可采用弧形探头（6～13MHz）置于股骨中段股外侧肌和股二头肌之间，获得超声的横断面，坐骨神经位于股骨的下方。

3．并发症

并发症很少，但应注意避免神经内注射引起坐骨神经损伤。

（六）腘窝阻滞

1．适应证及相关解剖

腘窝阻滞适应证为下肢手术的麻醉与术后镇痛，尤其是膝以下部位，如足、踝或先天性足畸形的手术。坐骨神经在腘窝的顶端分为腓总神经和胫后神经。腓总神经向前绕腓骨小头，胫后神经在小腿后面下行。而10%的人群中，坐骨神经的分叉点在股后较高的位置，理论上可能影响腘窝阻滞的成功率。但由于这两神经为同一神经包膜所包裹，故这种解剖变异是否影响阻滞的成功率有待进一步研究。

2．操作技术

（1）传统解剖定位或神经刺激器定位方法：最简易的方法为患儿平卧，抬起患肢，使之屈髋，即可行腘窝阻滞。或患儿侧卧，患肢朝上，标记腘窝三角。腘窝皮褶为底边，内侧为半腱肌、半膜肌肌腱，外侧为股二头肌肌腱，在腘窝三角中线的外侧，与皮肤呈 45°角向头侧进针。离腘窝三角底的距离与体重相关。若体重＜10kg，则距离为 1cm，10～20kg 为 2cm，每增加 10kg，进针点向头端靠近 1cm。腘窝神经的深度在 35kg 以下变化不大，35kg 以上患儿则随体重增加而增加。神经刺激器提高了腘窝阻滞的成功率，引出足跖屈或背伸运动，减低电流至 0.3～0.5mA 仍有肌肉抽搐则注入局麻药。局麻药剂量为 0.5～0.75mL/kg，0.2%罗哌卡因或布比卡因。

（2）超声引导法：可将探头横向置于膝后折痕处。可以看到腘动脉、静脉和股骨。胫神经成像为高回声椭圆形影，位于腘静脉表面。将探头向头侧移动直至胫神经与腓神经汇合处。此点通常在膝后折痕上方几厘米处。一旦确定这两条神经的汇合点，即可采用探头平面内技术插入穿刺针。当针尖接近圆形高回声影的坐骨神经时，注射局部麻醉药直至神经被包裹。

3．并发症

并发症很少，但也应注意避免神经内注射引起神经损伤。

四、躯干周围神经阻滞

根据受伤的部位和需要阻滞的神经，有几种适用于小儿患者胸部、躯干和腹部区域麻醉的方法。一些在成人经常使用的方法，现在也逐渐应用于小儿患者，如胸椎旁或肋间神经阻滞用于开胸手术的镇痛，髂腹股沟和髂腹下神经阻滞用于腹股沟疝修补术的镇痛，腹直肌鞘阻滞可用于脐疝手术。腰椎旁神经阻滞可用于肾脏手术，腹横肌阻滞可用于下腹部手术的镇痛。在过去，这些手术后的镇痛一般是依靠骶尾、腰或胸段硬膜外阻滞完成的；胸部、腰部和腹部神经阻滞的优势是：①可提供单侧阻滞，从而消除硬膜外双侧阻滞的不良反应。②只阻滞感觉神经，没有内脏自主神经阻滞引起的副作用。

（一）髂腹下、髂腹股沟神经阻滞

1．适应证及相关解剖

髂腹下、髂腹股沟神经阻滞适应证主要为腹股沟区域的手术，包括腹股沟疝修补、包皮环切及尿道下裂等。在这些手术中这种阻滞方法已被证明和骶管阻滞有同样的镇痛效果。但它不能代替全身麻醉作为唯一的麻醉方式，它不能消除牵拉腹膜和精索操纵所引起的应激反应和内脏疼痛。全身麻醉复合髂腹下、髂腹股沟神经阻滞，患儿术后下床时间早，术后首剂止痛药的需求时间较晚，且术后 48 小时镇痛药的需求量也较少。

髂腹股沟及髂腹下神经出自腰丛，穿出腹横肌后，髂腹下神经在腹横肌与腹内斜肌之间下行，髂腹股沟神经在腹内斜肌与腹外斜肌之间下行，两支神经均在近髂前上棘处浅出腹横肌，阻滞即可在此进行。

2．操作技术

传统解剖定位方法：髂腹下、髂腹股沟神经均于髂前上棘处阻滞。皮肤消毒后，用 22G 或 25G 短斜面穿刺针于髂前上棘上 1cm、内 1cm 处进针，向后外侧方向触及髂骨的后上缘，随后边退针边注入局麻药。当至皮下，再向腹股沟韧带方向（但不进入腹股沟韧带），当感觉有突破感，穿破腹外斜肌。针斜面指向脐孔方向，在同一平面内注入局麻药。一般髂腹下、髂腹股沟神经只做单次阻滞。

超声引导法：可显著提高髂腹下、髂腹股沟神经的阻滞效果并降低并发症。Weintraud 等人报道在盲探操作下，将局部麻醉药注射到准确位置的概率仅为 14%。Willschk 等人报道当采用超声引导时，麻醉药的有效容量可以减少到 0.075mL/kg。超声引导时，患者可取仰卧位，采用频率为 13MHz 的高频探头，横向斜放于髂前上棘内侧。确定腹横肌和腹内斜肌，在较大的儿童，可能在腹内斜肌深层看到这两根神经，往往互相紧密靠近，似“猫头鹰眼睛”。可采用探头平面内技术或平面外技术，进针至这两根神经旁，注射局部麻醉药。如果这些神经不容易被识别，可将局麻药注射在腹内斜肌和腹横肌之间，也可渗透到神经周围。由于解剖变异，这些神经也可出现在腹内和腹外斜肌之间。出于这个原因，有些麻醉医师在腹内和腹外斜肌之间以及腹内斜肌和腹横肌之间均注射局部麻醉药。常用 0.25%布比卡因、左旋布比卡因或罗哌卡因 0.1～0.15mL/kg。最大剂量一般≤0.25mL/kg。可在药液中加入 1∶20 万的肾上腺素延长阻滞时间。

3. 并发症

罕见，行针过深，可发生股神经阻滞，类似髂筋膜间隙阻滞。没有超声引导下，也有穿破结肠和小肠的报道。

（二）腹横肌平面阻滞

1. 适应证及相关解剖

侧腹壁有三层肌肉，包括腹外斜肌、腹内斜肌及腹横肌。由下胸段和上腰段脊髓发出的，支配前腹壁皮肤、肌肉和腹膜壁层的感觉神经行于腹横肌和腹内斜肌之间的平面。根据这些解剖学特点，McDonnell 等人报道了这种独特的腹壁神经阻滞方法，即在 Petit 三角注射局部麻醉药于腹横肌和腹内斜肌之间，就可以阻滞这些神经。Petit 三角位于两侧髂峭的头侧，其后方为背阔肌，前面为腹外斜肌，尾侧为髂嵴。临床上，腹横肌平面阻滞需要通过超声引导技术来实施。

在成人患者中，腹横肌平面阻滞已用于各种下腹部术中和术后的镇痛，包括耻骨后前列腺切除术、剖宫产术和全子宫切除术。至目前为止，有关婴幼儿和儿童使用腹横肌平面阻滞的资料很少。

2. 操作技术

患者取仰卧位，采用频率为 8～13MHz 线阵探头，横置于 Petit 三角中线处。确定腹外斜肌、腹内斜肌和腹横肌，在腹横肌下方可以看到肠管。对于位置较高的下腹手术，可将探头向头侧移动，直到肋缘下方。穿刺针从探头后方或前方插入。对于位置较低的下腹手术，可将探头置于髂嵴上方。采用探头平面内技术可能有利于穿刺，当穿刺针到达腹内斜肌和腹横肌之间，即可注射局麻药。对于近正中或双侧切口，要行两侧阻滞。当肌肉之间的筋膜平面扩张后，可插入导管行术后镇痛。局部麻醉药可采用 0.2% 的罗哌卡因或布比卡因 0.1～0.2mL/kg。

3. 并发症

罕见，行针过深，也有穿破结肠和小肠的报道。没有超声引导下，其阻滞效果不确切。

（三）腹直肌鞘阻滞

1. 适应证及相关解剖

腹直肌鞘阻滞可为脐区周围的手术或腹中线的切口提供镇痛。腹横肌在近中线处移形为腱膜，形成腹直肌鞘的后壁。腹内和腹外斜肌腱膜组成腹直肌鞘的前壁。支配该区域肋间神经源于 $T_{8\sim12}$ 脊神经根前支。这些神经走行于腹内斜肌和腹横肌之间，在腹直肌与腹直肌鞘后壁之间穿腹直肌及腹直肌鞘前壁形成前皮支，支配腹部中线周围的区域。鉴于此解剖，可以通过在腹直肌上方和后方注射局部麻醉药来阻滞这些神经。

2. 操作技术

患者取仰卧位，采用频率为 8～13MHz 线阵探头，横置于腹中线侧面，稍微高于脐水平线。确定腹直肌鞘的前、后壁。注意腹膜和肠管紧贴于腹直肌鞘后壁。采用探头平面内技术，进针至腹直肌后缘和腹直肌鞘后壁之间。注射半量的局麻药，然后退针至腹直肌前缘和腹直肌鞘前壁之间，注射剩余半量的局麻药液。在对侧重复操作。当肌肉之间的筋膜扩张后，可插入导管行术后镇痛。局部麻醉药同样可采用 0.2% 的罗哌卡因或布比卡因 0.1～0.2mL/kg。

3. 并发症

与腹横肌阻滞相似，行针过深，也有穿破小肠的可能。没有超声引导下，其阻滞效果亦不确切。

（四）阴茎神经阻滞

1．适应证及相关解剖

阴茎阻滞技术包括耻骨下阻滞、阴茎背神经阻滞和皮下环状阻滞等方法，适应证为包皮手术（包茎、包皮过长、包皮嵌顿）的麻醉与术后镇痛，尿道下裂修补术的麻醉与术后镇痛。耻骨下阴茎神经阻滞是在神经进入阴茎根部前进行阻滞，与皮下环状阻滞相比，对阴茎血管及结构的改变较少，受手术医师的欢迎。阴茎远端 2/3 为阴茎背神经支配，来自阴部神经和盆腔神经丛，伴阴茎背动脉进入阴茎的是两条阴茎背神经，在耻骨联合处分开，支配阴茎感觉。

2．操作技术

（1）皮下环状阻滞：是阻滞阴茎背神经的一种简单方法，用不含肾上腺素局麻药在阴茎皮下，Buck 筋膜表面进行环状浸润。阴茎背神经阻滞是在耻骨联合下，阴茎根部水平阴茎的两侧，直接注入局麻药。25G 穿刺针，穿过 Buck 筋膜后，在阴茎根部相当于时针 10～11 点钟以及 1～2 点钟位置注入局麻药。由于非常靠近阴茎背血管，因此在注入局麻药时应不断回抽，以防误入血管。

（2）耻骨下阻滞：是将阴茎轻轻向下拉，穿刺点于耻骨联合两侧，耻骨支下 0.5～1cm。针垂直于皮肤刺入，针缓缓向中、向下倾斜，穿刺在耻骨下间隙遇明显弹性阻力而停止，相当于浅筋膜的深层。对侧也进行同样的穿刺。回抽无血，缓缓注入局麻药，并同时退针至皮下。

做阴茎阻滞时，局麻药中绝对不可含肾上腺素，阴茎为终末血管供血，用肾上腺素易引起血管收缩，导致阴茎坏死。所有各种阴茎阻滞径路均可用 0.25%布比卡因、左旋布比卡因或罗哌卡因，效果可持续 4～6 小时。环状阻滞在阴茎根部形成局麻药环，总量≤0.25mL/kg。阴茎背神经阻滞各点给局麻药 0.1mL/kg。

3．并发症

为防止严重的血管收缩，肾上腺素禁忌用于阴茎阻滞。进行阴茎背神经阻滞时，可能损伤阴茎背血管而造成血肿，进而导致阴茎头部缺血。若阻滞方式恰当，环状阻滞可无并发症，但阴茎根部可能有水肿，造成阴茎血管结构发生改变，给手术增加困难。

（五）肋间神经阻滞

1．适应证及相关解剖

肋间神经阻滞可对开胸术、上腹部手术、肋骨骨折或胸腔疼痛的患者提供有效的镇痛。肋间神经阻滞可以在肋骨下缘的任何位置实施，腋后线肋间隙入路将能为大部分开胸手术提供足够的镇痛，前路肋间神经阻滞仅适用于近正中线处手术，如切开漏斗胸修复或胸骨切开术等。肋间神经阻滞时另一个必须考虑的并发症是局部麻醉药中毒的风险。由于肋间神经接近血管，因此与其他外周神经阻滞相比，肋间神经阻滞通过全身吸收或刺破血管，使局部麻醉药中毒的风险增大。

2．操作技术

（1）传统解剖定位方法：根据患者的年龄以及是否有全身麻醉，患者可以摆成仰卧位、俯卧位或坐位。为了充分阻滞肋间神经，应靠近起始部在脊旁肌肉的外侧向腋后线方向进行阻滞，腋后线前方的阻滞仅提供胸腹近中线处的镇痛。消毒铺巾后，用 25G 穿刺针，长度根据小儿的年龄，在肋骨下缘进针，向头端推进，针尖触及肋骨，针略向下滑过肋骨，有穿过筋膜的阻力消失感。神经即在血管的下方，因此在注入局麻药时必须反复回抽。为了提高镇痛的成功率，应同时阻滞切口的上两个肋间及下两个肋间。

（2）超声引导法：超声探头最初以矢状面放置，肋骨成像为明亮高回声结构。在肋骨之间，胸膜在距上一肋骨表面 2～10mm 深处显示为高回声条纹影。确定肋骨和胸膜。然后旋转探头，使其与肋骨长轴平行。当患者呼吸时，可以通过脏层和壁层胸膜之间的相互滑动来识别它们，确定肋骨及胸膜后。采用探头平面内技术从探头侧缘进针，直到针尖位于胸膜表面 2mm 处，注射适量的局部麻醉药。在注射结束时，如果需要持续阻滞，则插入导管。每个间隙 0.1～0.15mL/kg，≤3mL，局麻药注入前肯定回抽无血。0.25%布比卡因、左旋布比卡因或罗哌卡因均能提供 8～12 小时的镇痛。

3．并发症

并发症包括气胸，误穿血管。意外的硬膜外、蛛网膜下腔扩散是由于注入局麻药沿覆盖脊神经的硬膜向硬膜外、或蛛网膜下腔扩散引起的，后入路比前入路多见。另外，由于神经比较靠近血管，局麻药误入血管或全身吸收的可能性比其他周围神经阻滞高，发生局麻药中毒的可能性大。

（六）椎旁神经阻滞

1．适应证及相关解剖

胸椎椎旁神经阻滞可为单侧手术提供围术期镇痛，包括开胸术、上腹部手术和肾脏手术。椎旁神经阻滞的优点包括能够提供单侧镇痛而无不良反应。连续椎旁神经阻滞已被证明在单侧肾脏手术中要优于硬膜外麻醉，并且能够用于小儿腹股沟手术中的镇痛。椎旁间隙是沿着脊椎的一个楔形间隙，由壁层胸膜、肋横突上韧带和肋间膜组成。它包含肋间神经和背侧支、交通支和交感神经链。相邻的椎旁间隙相互贯通，从而使得使用连续导管技术或单次注射能够达到多层次的镇痛。但在 T_{12} 水平时，这种自由贯通是个例外，腰大肌的附着点可阻止药液向腰部椎旁间隙扩散。这种解剖差异使得在腹股沟区手术中需要在 T_{12} 水平上下做两次注射。

2．操作技术

（1）传统解剖定位方法：消毒铺巾后患儿侧卧，阻滞侧朝上，先确定需阻滞间隙的棘突。旁开正中线的距离与两相邻棘突之间的距离相同。若行单剂阻滞用 25G 短斜面穿刺针，若留置导管则用 Touhy 硬膜外穿刺针。以生理盐水阻力消失为标准。穿刺针接低阻力注射器垂直于皮肤进针，碰到横突后，稍退针改变针的方向，滑过横突上缘，当注射阻力消失时，即表示针尖过肋横韧带，进入椎旁间隙。这种阻力消失感同硬膜外穿刺穿过黄韧带感觉相似，但感觉不如穿破黄韧带明显。当针尖位于椎旁间隙注入相应局麻药，并可留置导管作连续椎旁间隙阻滞。将导管置入椎旁间隙时需将 Touhy 硬膜针头转向头端慢慢置入。小儿导管留置不应＞2～3cm，否则导管容易进入肋间隙而造成单一皮节的阻滞。

（2）超声引导法：患者可采取侧卧位，8～13MHz 的线阵探头。探头最初是沿背部放置在中线处，并确定棘突。然后稍微横向移动以确定横突，并确定肋横突上韧带，从而能够指导进针深度。进针点是横过这个棘突的中线外侧，其距离等于棘突与棘突间的距离。在无菌准备并铺巾后，插入穿刺针并使用低阻抗技术进行推进。穿刺针与皮肤垂直，碰到椎板横突，然后穿刺针擦过横突边缘向头侧进针。当穿过横突，随着进入椎旁间隙应该能感到一个轻微的阻力消失感。在回抽无血液或脑脊液后即可注入局部麻醉药，如果需要可置入导管。在婴儿和儿童中，椎旁间隙应当只能置入 2～4cm 的导管，以避免把尖端置入到旁边的肋间隙内，这将导致一个单独皮区的阻滞。如果通过导管注入不透X线造影剂，并用胸部X线片检查，可以在椎旁间隙看到导管。

添加5μg/mL肾上腺素的0.25%布比卡因、左旋布比卡因或0.2%罗哌卡因都可作为单次注射的局麻药。若要进行多节段阻滞，则不应超过局麻药最大允许剂量 0.3～0.5mL/kg。连续椎旁阻滞可用上述长效局麻药，小儿 0.25mL/（kg·h），婴儿 0.2mL/（kg·h），低浓度 0.1%～0.125%即可达满意镇痛效果，但大龄儿童或青少年应提高浓度至0.2%～0.25%。局麻药中应添加肾上腺素，以减少全身吸收。

3．并发症

椎旁神经阻滞在儿童中的并发症较少见，可能包括刺破血管、刺穿胸膜和气胸。在年龄较大的儿童或成人，交感神经切除术中也可能会出现低血压。据文献报道，小儿椎旁神经阻滞的失败率为6.2%。总体来说，椎旁阻滞还是相当安全的，但技术要求较高，必须由熟练的麻醉医师操作。

第二节　小儿部位麻醉

Wolf及其同事研究表明，行大手术治疗的婴儿，部位麻醉比应用大剂量阿片类药物镇痛能更有效地抑制心血管反应和应激反应，其中蛛网膜下腔阻滞最有效，它能有效地减轻应激反应，改善预后。然而，国外统计，小儿部位麻醉的应用率很低。部分麻醉学专家认为蛛网膜下腔阻滞仅适用于短小手术，由于部位麻醉是一项效果确切且安全的麻醉技术，所以在一些发展中国家仍很常用。

早在1901年及1909年Baindridge和Gray分别报道在婴儿及儿童成功施行蛛网膜下腔阻滞。之后相继出现小儿实施骶管阻滞、腰部硬膜外阻滞以及臂丛神经阻滞的报道。20世纪40年代以后由于全身麻醉的迅速发展，国外对小儿部位麻醉的兴趣随之渐渐减退，但中国麻醉界始终视部位麻醉为小儿麻醉的一个重要组成部分。20世纪80年代以后，局麻药在小儿应用的药效学和药代学有了进一步研究认识，国外对小儿部位麻醉的兴趣又有回升。随着更多新型局部麻醉药的引入（如罗哌卡因和左旋布比卡因），部位麻醉应用有了更大的进展。部位麻醉的优势有：完善的镇痛及肌松作用，既能满足某些手术要求，又大大减轻了全身麻醉可能带来的不良反应；更好的可控性和快速的苏醒；更少的环境污染和毒性；可复合全身浅麻醉。

一、局部麻醉药的药理学

局麻药对神经冲动的产生和传导有阻滞作用，阻滞的程度与局麻药的剂量、浓度、神经纤维的类别以及刺激强度等因素有关。欲获得满意的神经传导阻滞，应具备三个条件：局麻药必须达到足够的浓度；必须有充分的时间使局麻药分子到达神经膜上的受体部位；有足够的神经长轴与局麻药直接接触。局麻药的剂量或浓度过高，或将药物误注入血管内，血中药物达一定浓度能引起全身作用，最重要的是中枢神经系统和心血管系统的反应，这实际上是局麻药的毒性反应。

婴儿、儿童及成人的局麻药药理是不一致的。这些差异主要与下列因素有关：①不同年龄间的体液所占体重的百分比。②心排血量的分布。③肝肾功能状况。另外，药物在血液中的浓度还与药物的蛋白结合情况、代谢及排泄有关，显然那些与蛋白结合少或代谢率低的局麻药易产生全身毒性反应。新生儿白蛋白浓度较低，特别是α_1酸性糖蛋白含量较少，它可导致局麻药蛋白结合率降低。

就布比卡因而言，蛋白结合率降低可导致游离局麻药浓度明显升高。蛋白结合率降低在 6 个月以下婴儿较其他婴儿更为明显。新生儿及 3 个月以内的婴儿代谢功能不成熟，肝脏血流明显减少，这些因素影响了药物的清除及排泄。新生儿较大的稳态分布容积可以降低血浆药物浓度，从而提供一定的临床保护。此外，新生儿血脑屏障不完善，可允许较高浓度的未结合药物进入中枢神经系统。

（一）酯类局麻药

新生儿及 6 个月以内的婴儿血浆假性胆碱酯酶活性为成人 1/2。普鲁卡因和氯普鲁卡因的清除率降低。基于这一点，Singler 提出氯普鲁卡因的最大剂量为 7mg/kg，普鲁卡因的最大剂量为 5mg/kg。对于婴幼儿，丁卡因主要用于脊麻，新生儿和婴儿按体重计所需药量较成人更大，而作用时效较短。

（二）酰胺类局麻药

目前，已通过多种途径对利多卡因作用于小儿进行了研究，Finholt 及其同事对 6 个月至 3 岁小儿研究结果显示利多卡因静脉注射后的分布及排泄与成人相同，新生儿的分布容积大，肝脏清除率轻度降低，由尿排泄的代谢产物及未代谢利多卡因稍微增加。新生儿终末消除半衰期（平均 3.2 小时）较成人（1.8 小时）更长。按体重计，最大剂量与成人相同。

新生儿尤其是早产儿血浆白蛋白及 α_1 脂蛋白含量较低，由于布比卡因是一种高蛋白结合率的局麻药，因此可使有效的（非结合的）药物浓度明显增高。婴儿血浆 α_1 脂蛋白浓度较 1 岁以上儿童明显降低，因此容易发生对酰胺类局麻药的毒性反应。通过对腰部硬膜外阻滞下施行腹部大手术的新生儿的研究发现单次注入 0.25%布比卡因 1.8mg/kg 后连续输注 0.125%药液 0.2mg/（kg・h），1 小时和 24 小时药物总浓度分别为 4.3±2.3nmoL/mL 和 7.7±2.3nmoL/mL。游离药物浓度相对变化不大。布比卡因的蛋白结合力强，6 个月以下婴儿的白蛋白及 α_1 酸性糖蛋白降低，因此局麻药的游离部分将会增加。新生儿黄疸可进一步降低白蛋白的作用，因此对新生儿及婴儿实施部位麻醉应减量。

血管外注射后，罗哌卡因达到血浆峰浓度的时间比布比卡因迟，罗哌卡因峰浓度要在注射后 2 小时出现。通常，血浆峰浓度（C_{max}）延迟，最大峰值浓度（T_{max}）也降低，这种在安全方面的有益效果已在某些儿科研究中发现。连续注射后的药代动力学研究显示四组年龄段的患儿，罗哌卡因持续输注 72 小时，血药浓度没有明显变化，包括罗哌卡因主要的代谢产物 2，6-pipecoloxylidide（PPX）的血药浓度也没变化。罗哌卡因的清除率随着年龄而增加，从新生儿的 33mL/（kg・min）到年龄最大的一组 163mL/（kg・min）。

左旋布比卡因是一种长效麻醉剂，能够产生剂量依赖性的麻醉效应。临床研究表明，相同浓度和剂量的左旋布比卡因的麻醉效能与罗哌卡因和消旋布比卡因相比没有明显差别。但对于婴幼儿，单次给药，左旋布比卡因可能提供比罗哌卡因和布比卡因更好的治疗指数。

二、蛛网膜下腔阻滞

婴幼儿脊柱生理弯曲尚未形成，不是蛛网膜下腔阻滞的适宜对象，然而自 20 世纪初以来，该方法已用于包括新生儿在内的各年龄组小儿。蛛网膜下腔阻滞是一种能有效减轻手术应激反应的部位麻醉方法。Wolf 及其同事研究表明，行大手术治疗的婴儿，区域组织和蛛网膜下腔阻滞比应用大剂量阿片类药物镇痛能更有效地抑制心血管反应和应激反应，其中蛛网膜下腔阻滞效果更明显，它能有效地减轻应激反应，改善预后。

（一）蛛网膜下腔阻滞的适应证与禁忌证

蛛网膜下腔阻滞适用于大部分手术时间较短的婴幼儿下腹部和下肢手术，与在成人中的应用效果相比，它起效迅速、镇痛效果确切、肌松良好。国外文献报道该方法尤其适用于容易引起术后呼吸系统并发症的高危婴幼儿，包括早产儿、低体重儿、患有慢性呼吸道疾病等的患儿。这些患儿全麻术后发生呼吸系统并发症的概率明显增加，而应用蛛网膜下腔阻滞对呼吸功能几乎无影响，又能大大减轻全身麻醉的不良反应，术后镇痛效果良好，对生理功能影响小，患儿术后恢复迅速。然而，据美国儿童研究院疝外科治疗中心统计，小儿蛛网膜下腔阻滞的应用率仅为15%。

饱胃也是蛛网膜下腔阻滞的适应证。蛛网膜下腔阻滞不影响保护性气道反射，发生误吸的风险很低，因此对那些有较高术后恶心、呕吐风险的患儿，蛛网膜下腔阻滞是一个不错的选择。此外，蛛网膜下腔阻滞还可用于那些有明显肺部疾患和神经肌肉疾病的患儿，以避免全身麻醉而使原有的呼吸功能不全恶化。

蛛网膜下腔阻滞亦有它的局限性，对那些罹患穿刺部位感染、退行性轴突病变疾病、颅内压增高、严重的凝血功能紊乱和低血容量患儿，应该避免使用蛛网膜下腔阻滞技术。蛛网膜下腔阻滞相对禁忌证包括脊柱变形和凝血异常。

（二）蛛网膜下腔穿刺针的选择

穿刺针应该带管芯，这样可以避免穿刺时将皮肤或皮下组织带入蛛网膜下腔，能够保证穿刺针通畅。研究表明，同25～27G穿刺针相比，22G穿刺针腰穿后头痛的发生率高2～3倍。50mm的27G脊髓穿刺针较适用于幼儿，而90mm的25G穿刺针适用于学龄儿童和青少年。穿刺针尖的设计，不论是刀刃式还是笔尖式，并不影响阻滞的成功率或穿刺后并发症的发生率，也不影响蛛网膜下腔阻滞的质量，以及局麻药的扩散或麻醉持续时间。

（三）穿刺间隙、体位及方法

儿童的脊柱比较灵活，椎体间隙容易辨认，蛛网膜下腔穿刺相对容易。蛛网膜下腔阻滞穿刺点在脊柱腰段，同腰部硬膜外麻醉。患儿取坐位时较易穿刺，但侧卧位操作对患儿尤其是高危婴儿更安全。新生儿脊髓下端在L_3水平，硬膜囊下端在S_3水平，生后第一年即可达成人水平，分别止于L_1和S_1水平，所以穿刺间隙应选择L_4～L_5或L_3～L_4。小儿棘突间隙容易扪及，确定穿刺点后，采用1%利多卡因与适当麻黄碱混合液作局部皮内及皮下浸润，25G针穿刺对黄韧带及硬脊膜可有明显的穿破感，皮肤至蛛网膜下腔的距离较短，婴儿为1.0～1.5cm，5～8岁为3.5±0.5cm，9～12岁为4.2±0.5cm。一般穿刺针斜面指向头侧，药液不用CSF稀释，以0.2mL/s的速度一次注完全量。

小儿蛛网膜下腔阻滞平面的测定通常比较困难，常用的检测麻醉平面的方法包括切皮反应、冷刺激法和针刺法。Dalens等推荐应用经皮电刺激法进行麻醉平面的测定，其精确性、可重复性更高，且经济易行。

（四）局麻药用量

小儿蛛网膜下腔阻滞局麻药的药效维持时间较成人更短，这可能与小儿脑脊液循环较快，代谢率较高有关，因此在临床应用时应适当考虑。Dohi等指出，采用丁卡因重比重液（含肾上腺素）的2岁以下的患儿运动功能恢复时间随年龄增长而增加，运动功能恢复时间是成人的20%，加入肾上腺素后平均可延长阻断时间32%。临床工作中，通常根据体重计算局麻药的剂量。其他的参数，比如身高，可能会导致药物过量。然而，在那些过度肥胖的儿童，根据体重得出的药物剂量仍可能导致药物过量。因此对于这些儿童，剂量应该稍微减量。

关于药物剂量确定标准，有按照体重计算的，也有按照年龄计算的。

鉴于不同年龄患儿可有相同身高及体重，而不同的体重及身高可见于相同年龄的患儿，于是对942 例行蛛网膜下腔阻滞的患儿测定自第 7 颈椎棘突至骶裂孔的长度（椎长）得出以患儿椎长来计算局麻药剂量的简易方法。

本研究对以下三项指标进行观察：①麻醉作用开始时间：从注入麻醉药开始到会阴部皮肤痛觉消失的时间。②阻滞平面固定时间：从注入局麻药开始到出现最高阻滞平面所需的时间。③阻滞平面消退时间：从阻滞平面固定后 10 分钟起测得的消退到某一平面所需的时间，以消退至 T12 为麻醉维持时间。

根据观察，四组药液在麻醉作用开始时间方面差异无统计学意义，在阻滞平面固定时间方面，丁卡因及布比卡因-10%葡萄糖组（11～12 分钟）较布比卡因-25%葡萄糖组和利多卡因组（8～9 分钟）时间长。在阻滞平面消退时间方面，丁卡因组（215 分钟）明显长于其他三组（82～100 分钟），而其他三组间无明显差异。可以得出丁卡因、布比卡因用于小儿蛛网膜下腔阻滞具有效果确切及阻滞平面易于控制的优点，而利多卡因阻滞平面极易扩散升高，影响呼吸和循环功能，对小儿并不适用。资料显示，要求阻滞平面在 T10 并维持 1 小时以内的手术，四组药物均可采用，＞90 分钟的手术，以选用丁卡因为宜。

三、硬膜外阻滞

腰部硬膜外阻滞较多地用于小儿。Seivers 在 1936 年首先报道腰部硬膜外阻滞用于小儿。小儿穿刺层次感分明，局麻药液在硬膜外腔中扩散较大，且小儿循环代偿功能良好，所以腰部硬膜外阻滞常能收到满意的效果。然而，胸段和高位腰段穿刺时硬膜穿刺针直接引起或过量麻醉药引起的脊髓意外损伤的风险，令人担忧。为了减少这种风险，研究人员一直关注低位腰段或骶尾段阻滞（即避开脊髓）和由尾部向头部方向置管。穿刺点应选 L_3～L_4 或 L_4～L_5，以避免损伤脊髓，在婴儿尤应注意。尽管有国内外学者报道硬膜外阻滞用于新生儿和婴儿病例，然而从权衡麻醉方法的优缺点、对患儿潜在的危险性的认识，认为对不同年龄的患儿应有其相对比较适宜的麻醉方法，如果以某一两种麻醉方法用于各年龄组，显然是不恰当的。

从皮肤至硬膜外腔的距离随生长发育而逐渐增大，Kosaka 等测量 1～10 岁小儿腰部皮肤至硬膜外间隙距离平均为 1.5～2.8cm。Jacolot 等人指出 4kg 小儿该距离为 8mm，15kg 小儿为 20mm。Yaster 指出婴儿及幼儿该距离仅 10～18mm，而 Bosoni 则介绍一简易算式，即距离＝年龄×2＋10（mm）。确定针尖进入硬膜外腔可以注气阻力消失感为依据，但采用“气泡搏动”更能确定位置。硬膜外导管多向头侧置管，穿刺部位根据手术部位而定。

腰部硬膜外阻滞可选用多种不同浓度的局麻药，Ecoffey 在新生儿采用 0.5%布比卡因 0.75mL/kg 经硬膜外导管注入，可阻滞至上腹部。血药浓度为 1.35μg/mL，同样容量的 0.25%布比卡因也能适用于众多手术且血药浓度较低。Murat 发现，0.25%布比卡因中加入肾上腺素（5μg/mL）可明显延长药效。利多卡因也作为硬膜外阻滞的常用药物，按 8mg/kg 选用 0.75%～1.5%浓度，均采用导管连续注药法，试验剂量为总量的 1/4。硬膜外输注 0.2～0.4mg/（kg・h）罗哌卡因在新生儿和 1 岁以内的婴儿能达到满意的镇痛效果。

与腰部相比，小儿胸部硬膜外阻滞较少采用。一则由于要求穿刺的技术颇高，稍有不慎，极易引起严重损伤；其次该法容易发生呼吸循环功能抑制，更重要的是“稍低部位”可由腰部途径解决，“稍高部位”则以选用气管内麻醉更为适宜。较为可选的是胸部硬膜外阻滞与气管内麻醉复合使用，既可使手术野肌松完善，又可保持呼吸循环处于良好的状态。

四、骶管阻滞

骶管阻滞是小儿尤其是婴幼儿常用的硬膜外麻醉方式。自从Campbell 1933年首先报道小儿采用骶管阻滞以来，已有许多关于骶管阻滞单独或复合浅全麻用于低年龄儿童或婴儿腹部手术的报道。这主要是由于骶管解剖标记明显，且骶骨背面平、骶角突出易扪及，穿刺成功率较高以及对局麻药用于小儿的药代学的了解。骶管阻滞的优点在于镇痛完善，术中、术后血流动力学稳定，通常不需气管插管，对吸入全麻药所需甚少，因此术后苏醒迅速，镇痛完善，可减少患儿躁动的可能性。

骶管穿刺方法多数采用单次注射法。为控制平面及治疗需要，有采取置管方法，即用静脉套管针穿刺，当刺破骶尾韧带后，将金属针抽出少许后，连同套管谨慎地推进5～10mm，固定后即可注药。经骶管可放置导管直达腰部和胸部硬膜外间隙，而无需选用经腰椎或胸椎棘突间隙硬膜外阻滞。有许多关于骶管阻滞局麻药用量的计算式，有基于体重、年龄以及椎管长度（C_7至骶裂孔长度），其中最可靠的是Busoni和Andreucetli的计算公式，而Armitage的计算公式更实用。在实际应用中多按体重计。有人指出，阻滞平面如欲达T7～8，局麻药用量为1mL/kg；平面达T_{12}～L_1，局麻药用量为0.75mL/kg；L_5～S_1，局麻药用量为0.5mL/kg。大剂量局麻药偶尔可导致过高平面（超过T4椎体）阻滞。局麻药以1%利多卡因或0.25%布比卡因较为常用。利多卡因最大剂量为10mg/kg；布比卡因为2.5mg/kg。Yaster提出的用药方案为0.125%～0.25%布比卡因1mL/kg（<30mL），适用于所有横膈以下手术，药液中可加肾上腺素（5μg/mL）以延长感觉神经阻滞时间，术毕追加0.125%布比卡因1mL/kg可维持4～6小时镇痛。与0.25%药液相比，运动神经被阻滞的机会明显减少。必须指出，小儿骶管阻滞平面随年龄增长而逐步下降。新生儿可高达T4，学龄前儿童T10，至年长儿已很少超过腰脊神经支配区。与上述现象相对应，不同年龄小儿所需局麻药的浓度亦各异。0.25%布比卡因对术后镇痛效果较好。有人提出药液中加入肾上腺素（5μg/mL）对5岁以下小儿可明显延长药效，平均镇痛时间长达22.1小时。

五、周围神经阻滞

（一）臂丛神经阻滞

臂丛神经阻滞是常用于儿童的神经阻滞技术之一，由于可在清醒状态下或用轻度镇静药物，因此可以减少全身麻醉的并发症，避免呕吐误吸，尤其适用于术后需早期出院的患儿。与成人相同，通常使用的阻滞径路（腋路法、锁骨上法及肌间沟法）均可用于小儿。由于后两种径路需以患儿确切的主诉来确定穿刺针的正确位置，因此不能正确表达的患儿不宜选用。腋路法通过穿刺针出现与腋动脉搏动相一致的摆动以达到正确部位为依据，因此常用于各年龄阶段患儿。但由于肌皮神经自喙突水平较早离开神经鞘，腋路往往阻滞不全。在诸多穿刺方法中，“两针三分”法能取得极佳的效果，分别于紧贴腋动脉内外侧各注入全量1/3药液，然后两针各压低进针角度刺入较深部位，将余下药液等量分注于两针。在超声引导下，有经验的麻醉医师可以在腋窝分辨臂丛各神经分支并在直视下注入局麻药，桡神经最先被阻滞，然后是尺神经、正中神经，最后是肌皮神经，超声技术可使腋路阻滞有效而完全。合适的局麻药容量是臂丛神经阻滞成功的重要因素。有人提出该容量应是0.6～0.7mL/kg。

局麻药常用利多卡因，药量为10mg/kg，浓度为0.75%～1.5%，于药液中加入肾上腺素5μg/mL。只要穿刺部位正确，阻滞完善，利多卡因的镇痛药效时间可＞2小时。布比卡因药量为3mg/kg，浓度为0.25%～0.5%，起效时间较长。在实施臂丛神经阻滞过程中，如果不慎损伤血管，就有可能由于短期内较大剂量药液进入血液而发生局麻药毒性反应。损伤动脉可引起血肿，神经直接受损可引起神经痛。

（二）股神经阻滞

股神经阻滞穿刺点在腹股沟韧带中点以下1.0～1.5cm股动脉搏动处，用22G短斜面针在此搏动旁垂直刺入，刺破股神经周围筋膜时有“突破感”，于此作扇形浸润。尚无关于股神经阻滞所需药物容量的确切资料，有人报道以0.5%布比卡因0.2mL/kg（最大容量10mL）有效地用于股骨干骨折止痛，药效维持4小时。也可采用1%利多卡因0.3mL/kg不加肾上腺素用于短小手术，注药后10分钟内起效，持续40～50分钟。

（三）髂腹下和髂腹股沟神经阻滞

该法可用于腹股沟疝及睾丸固定术的术中和术后镇痛。传统操作技术是于髂前上棘内上方1cm处用22G或25G注射针进针，向下、向两侧直至触及髂骨内侧。然后针头回至原进针点，并指向腹股沟韧带内下方，至腹外斜肌筋膜作扇形浸润，成功率非常低，但是辅以超声引导，结果完全不同。成功操作后少量的局麻药即可取得良好的术中镇痛效果，且不良反应较少。可采用0.25%～0.5%布比卡因（含5μg/mL肾上腺素），总量≤2mg/kg。髂腹下及髂腹股沟神经阻滞方法简便、安全，也可配合全麻应用，减少全麻药用量。

六、并发症及注意事项

（一）蛛网膜下腔阻滞

（1）阻滞平面过高：新生儿脊柱生理弯曲尚未形成，局麻药容易随脑脊液扩散，从而导致阻滞平面过高，即使在脊柱生理弯曲形成后，对小儿实施蛛网膜下腔阻滞仍易发生此类并发症，究其原因系与药物用量相对较大以及脑脊液循环较快有关。由于此并发症可能导致呼吸抑制，必须予以充分认识，更何况在某些情况下，小儿可因下肢麻木难受或其他原因而哭吵影响手术进行，不得不辅以镇静药物，因此可增加呼吸抑制的发生率，所以应尽量避免发生，一旦发生也应减轻对机体的影响。注意事项有：①严格按计算结果用药。②穿刺间隙勿超过L_3～L_4，向头侧注药时更应控制注药速度＜0.2mL/s。③及时调整体位，控制阻滞平面上升。④实用年龄应＞5岁。⑤虚弱、脱水患儿应在适当纠治后才实施蛛网膜下腔阻滞或选用全身麻醉。⑥及时有效吸氧能明显减轻该并发症的影响。

（2）恶心呕吐：小儿蛛网膜下腔阻滞期间恶心及呕吐的发生率一般为13%～42%，低血压所致脑供血不足是其原因之一，但小儿蛛网膜下腔阻滞期间极少发生低血压的事实说明低血压可能不是该并发症发生的主要原因。较高阻滞平面对交感神经的抑制引起副交感神经张力增高，胃肠道蠕动增强可能是该并发症发生的重要原因。某些局麻药的影响以及为控制阻滞平面升高而长时间取头高脚低位等都可能促发恶心呕吐。注意事项有：①及时调整体位，控制平面上升。②避免低血压。③阿托品、咪达唑仑、氟哌利多等可预防发生或减轻症状。

（3）蛛网膜下腔阻滞后头痛：该并发症与患者年龄、性别有关，女性青年发生率较高，小儿极少发生。引起该并发症的主要原因是与脑脊液经刺破的硬膜孔流失有关，因此也与穿刺针粗细有直接关系。

研究指出，穿刺针斜面与韧带纤维之间的关系也对头痛的发生起重要作用。如果穿刺针斜面与韧带纤维垂直（斜面指向头侧或尾侧）则由于较多纤维被切割扩大硬膜穿刺孔，增加脑脊液外流量。如果穿刺针斜面与韧带纤维平行（斜面指向上侧或下侧）则穿刺针经纤维间刺入，较少损伤纤维，硬膜穿刺孔较小，脑脊液外流量减少，头痛发生率降低。

蛛网膜下腔阻滞后头痛亦可由某些物质（如滑石粉等）被带入蛛网膜下腔，促使脑脊液生成增快，颅内压升高而引起。尽管小儿极少发生该类并发症（上海第二医科大学附属新华医院 20000 例小儿脊麻病例中发生头痛 12 例），但一旦发生往往症状较重。穿刺针头端形状的不同对影响头痛的发生率在成人报道中有明显区别，而 Kokki H 的研究指出小儿使用普通斜面穿刺针与笔尖穿刺针两者在发生脊麻后头痛方面无显著差异。治疗措施有：①止痛药，卧床，补液。②静脉注射稀释的苯甲酸钠咖啡因。③生理盐水 10～20mL 注于硬膜外腔。④对症状严重者，有人指出自体血硬膜外充垫能有效的治疗头痛。

（4）阻滞平面过广：由于脊柱生理弯曲尚未形成、相对药量较大以及脑脊液循环较快，因此小儿容易发生阻滞平面过广，但由此导致的血压下降和呼吸抑制少见，严格控制局麻药量和及时调节平面有助于控制该并发症。小儿循环代偿功能良好，麻醉期间很少发生血压下降。有人指出血压下降仅见于＞10 岁儿童，10 岁以下不论交感神经阻滞的平面多高，即使不预先扩充血容量，血流动力学仍稳定。

（5）背痛：小儿腰椎穿刺后背痛并不少见，有人提出发生率为32%～55%，其中严重疼痛者仅3%。与疼痛发生有关的因素有：①穿刺针斜面对韧带纤维的切割数。②骨膜损伤。③肌肉血肿。④韧带损伤或反射性肌肉痉挛。熟练穿刺技术，减少对组织的损伤可减少本并发症的发生。

（6）神经损伤：蛛网膜下腔阻滞引起重要神经损伤诸如脊髓损伤、脊神经根损伤等较为少见。其发生往往跟穿刺损伤、药物污染、局麻药毒性反应、蛛网膜下腔出血以及脊髓缺血等因素有关。随着操作进一步规范化，此类并发症已少见。

（二）硬膜外腔阻滞

（1）局麻药全身毒性反应：由于硬膜外腔阻滞所需的药量是蛛网膜下腔阻滞的 5～8 倍，因此较易发生此类并发症，尤其当药液注入静脉（意外穿刺损伤）更增加发生机会。判断这种并发症的首要技术就是应用试验剂量，新的儿科标准包括心率增加 10 次/min 或收缩压升高 15mmHg，心电图 T 波波幅升高＞25%，可以此作为鉴别特征。由于药液的血浆峰值浓度在注射后 20～30 分钟出现，只要避免单次快速注射，此类并发症并不多见。小儿所需药量相对大于成人，且硬膜外腔具有较丰富的静脉丛，在实施过程中应予以考虑。注意事项有：①严格掌握用药剂量，使用最低有效浓度和容量。②穿刺及置管轻柔，避免损伤。应用肾上腺素试验剂量（0.5μg/kg）。如有大量血性液抽出，在经上述方法治疗后应予以放弃而改用其他麻醉方法。③麻醉前使用苯二氮草类或巴比妥类药能减轻毒性反应。④应用新型的低心脏毒性的局麻药物。

（2）意外蛛网膜下腔注射：硬膜外腔穿刺时，如果未及时发现穿刺针刺破硬膜，尤其当插入的塑料导管进入硬膜外腔而未被及时发现，就有可能发生局麻药意外蛛网膜下腔注射。由于硬膜外阻滞所需药量较大，因此当发生意外蛛网膜下腔注射，常可导致高阻滞平面或全脊麻。小儿椎管各解剖层次穿刺手感较明显，只要操作轻柔仔细，常可避免发生该并发症。一旦发生意外注射，常可引起患者不同程度的呼吸抑制，当 C_3～C_5 神经受累，即可发生膈肌麻痹，因此处理要点在于维持呼吸功能，待药液代谢后其影响会逐渐减轻。

（3）意外硬膜下腔注射：硬膜下腔是一个潜在性的解剖学名称，通常不会发生硬膜下腔注射。一旦发生，则小量局麻药就可产生广范围阻滞，但阻滞发生的速度慢于蛛网膜下腔阻滞。由于硬膜下腔不与颅内蛛网膜下腔相通，所以不会导致意识丧失。可于导管内注入试验剂量仔细观察神经阻滞范围，一旦出现广范围阻滞，就应慎重决定是否继续用药。

（4）神经损伤：硬膜外腔阻滞可引起一些神经并发症，究其原因多与操作不够轻柔、导管置入方法欠妥或反复穿刺有关。神经根损伤、脊髓损伤、蛛网膜炎、脊髓前动脉栓塞、硬膜外腔血肿等均可产生不同程度的临床症状。及时诊断、及时治疗是处理该并发症的重要原则。

第三节　小儿全身麻醉的实施

小儿麻醉几乎都是全身麻醉或者包含全麻的复合麻醉。由于小儿年龄、生理解剖、心理及手术种类等和成人有很大的差别，因此小儿全身麻醉与成人有许多不同。目前成人基本采用静脉注射静脉麻醉药物诱导，只有少数患者采用吸入全身麻醉药诱导，而小儿年龄、生理、心理发育差异跨度非常大，对麻醉实施配合程度差异明显，麻醉实施方案个体化特性比较突出，尤其小儿麻醉诱导，有很强的年龄特性。因此，小儿全身麻醉的实施有很强的技术性，麻醉的方法也应规范，怎样既舒适又安全地对小儿实施全麻可不是一件简单的事。

一、麻醉前的访视、评估和准备

（一）麻醉前访视和沟通

目前，在许多麻醉科，患儿进手术室常常哭闹，这与麻醉科医师不重视术前访视，与患儿及家长的沟通交流少且缺少沟通的技巧不无关系。以缩短术前访视时间，伤害患儿的心理健康及父母对医务人员的信赖，来换取所谓的手术的高效率，对医患关系也是一种极大的伤害。而且往往由于术前访视不到位，患儿哭闹进不了手术室而适得其反。因此，麻醉医师在小儿麻醉前与患儿和家长进行访视和交流尤其重要。交流时的方式要适应其年龄特征。内容包括正确评价情感压力对于儿童及其家长的影响，了解所患疾病及准备施行的手术情况，同时制订为手术创造最佳医疗条件的相应麻醉计划。下列为一些交流沟通的方式和技巧：①小儿麻醉医师应懂得小儿心理学，了解不同年龄段小儿的心理和行为特点。②术前一定和患儿及家长见面和交谈，让他们了解大致的麻醉过程，并产生信任感。③应该始终把多数注意力放在患儿身上，而不是只和家长交谈而忽略了患儿本身。④小儿麻醉医师要成为患儿的朋友。必要时和患儿玩耍，用浅而易懂的语言和儿童交谈，鼓励患儿提出问题，耐心解答。对于 1～3 岁的幼儿，要抱抱他（她）们、逗逗他（她）们，要尽可能被他（她）们所接受，等到进手术室时就可能顺利抱入。⑤对于懂事的大小孩要真实详细地讲解将要进行的麻醉过程，但应避免不必要的、可能引起恐慌的内容。怕打针的孩子，可保证只要他（她）合作一定不会打针。消除他们关于手术过程中疼痛和不安全的顾虑，强调他们不会在手术中苏醒而只在手术结束后才醒过来，这点非常重要。⑥如有条件，让家长和孩子观看一些麻醉过程的录像，做一些科普知识的宣教，尽可能多地了解一些麻醉的情况，并告诉患儿和家长需要做一些什么配合和注意事项。重要的是在每个步骤发生之前告诉孩子，并且在自己、家长或玩具上示范。这样麻醉时患儿会更加顺从、配合，顺利进行麻醉诱导。

（二）麻醉前评估

1. 病史

尽管小儿的病史一般不复杂，但小儿生理储备功能低下，病情变化快，在麻醉前除了了解外科手术相关疾病外，必须全面了解各器官系统功能状况，并存疾病、既往疾病和麻醉手术史、出生状况、过敏史和家族麻醉手术史。尤其关注患儿是否存在哮喘、肺炎病史及近期有无上呼吸道感染等。极个别患儿可能有先天性喉喘鸣或先天性喉发育不良或先天性气管软化症病史，此类患儿在麻醉诱导期间可能发生严重吸气性呼吸困难。大量胸腔积液、胸腔占位、膈疝等胸膜腔内压增加的患者在自主呼吸抑制后可能发生严重通气困难，麻醉诱导时需考虑保留自主呼吸。

2. 体格检查

体格检查应针对与麻醉实施有密切相关的系统进行，着重于检查重要脏器，尤其是呼吸系统是否有解剖畸形、扁桃体大小，应仔细听诊心肺，观察两肺是否有啰音，心脏是否存在杂音等。小儿麻醉医师听诊器应不离手。

3. 实验室及影像学检查

一般健康小儿，如进行一个短小的手术，有一个常规的血液学检查和胸部 X 线检查即可；如是一个有疾病史及较大手术，尤其疾病累及呼吸、循环、中枢神经系统、肝肾内分泌等系统功能的患儿，应做相应的检查。

4. 胃肠道准备

为了避免术中出现呕吐窒息，择期手术患儿进行适当的禁食禁饮是必须的。但目前小儿术前禁食禁饮时间普遍过长，造成的不适常常是患儿哭闹的原因之一，甚至出现脱水、低血糖等。常见因素及应对措施如下：

（1）手术接台，禁饮禁食时间常难以控制：择期的一些儿科手术时间短，手术数量多。大型综合医院或儿童专科医院常一日可以排十几甚至二十几例，而其中又不乏当日突然发热咳嗽等而临时改变手术日期的，因此常有麻醉医师及外科医师担心预定的手术次序改变而使原有禁饮禁食时间不够，因而禁食禁饮时间宁长勿短的想法比较明显。

（2）术前禁饮禁食没有个体化：目前较公认的术前禁饮禁食时间为：6 个月以下的儿童，禁母乳 4 小时，禁配方乳及固体食物 6 小时，禁清液体 2 小时；6 个月至 3 岁儿童，禁奶及固体食物 6 小时，禁清液体 2～3 小时；3 岁以上儿童，禁奶及固体食物 6～8 小时，禁清液体 2～3 小时。病房护士和外科医师往往怕禁食禁饮不够而遭到麻醉科医师暂停或推迟手术的决定，因此常常有意无意地延长了患儿禁食禁饮的时间，嘱咐患儿家属宁可禁饮禁食时间长些更保险，且他们因为与患儿家属接触时间更多而获得了更多的信任。

（3）儿童与成人存在差异：儿童与成人相比，术中胃内容物误吸的发生率并未明显增高，且长时间的禁食可能导致脱水及低血糖，尤其在婴幼儿和新生儿。可采取下述方法：①麻醉科医师与病房或预约安排手术的护士和外科医师统一意见和说法，禁食禁饮的医嘱最好由麻醉科医师下达，避免多方下达医嘱造成不统一的说法，以致于家长也无所适从。如有麻醉科门诊则这些问题可能解决得更好。②应向家长仔细交代禁食禁饮的确切时间，以及可以吃和饮用的食品和饮料的种类以及进食（饮）的量。③禁食禁饮要个体化，不要为了省事，将几个前后接台手术的患儿搞一刀切的禁食禁饮时间。④如果出现打乱了原来的手术时间安排表的情况，常见的是推迟，如预计在 2 小时以上的，可给患儿适量的水或清饮料（如糖水，同时还可补点能量，以免出现低血糖）。

（三）设备、药品和人员的准备

（1）麻醉机准备：实施小儿麻醉的麻醉机应准备具有小儿常用通气模式（如定压通气模式）、双管（氧气和空气）或三管（氧气、空气、必要时氧化亚氮）流量表，同时应有氧浓度的监测。应该有开启相当灵活低阻力的呼吸活瓣，以免由于活瓣阻力过高，新生儿和婴幼儿没有足够的力量推开活瓣而出现问题。使用小儿螺纹管和接头等以减少呼吸无效腔。其他有关麻醉机的准备和检查同成人。

（2）监护仪及保暖设备的准备：常规监测心率、无创血压、心电图、无创脉率-血氧饱和度（SpO_2）和呼气末 CO_2，尽量监测体温，条件允许下监测呼吸末麻醉气体浓度。其中，尤以小儿 SpO_2 探头的准备和功能状态的检查最为重要。必要时准备其他监测如有创血压、中心静脉压等。麻醉机和监测仪器应处于工作状态并保持整洁和有序以避免在紧急时出现紊乱情况，其中最必须准备的就是听诊器。

小儿入手术室前应进行适当的保暖设施的准备，尤其是婴幼儿，包括室温适当、保证各种保温装置（如加热灯、电热毯、暖风机等）处于良好功能状态。

（3）气道处理相关器具准备：无论计划采取何种麻醉方式，必须按气管插管全身麻醉准备合适的面罩、喉镜片、气管导管（除预选导管外还应准备大和小一号的导管）、插管管芯、喉罩、口咽通气道或鼻咽通气道等。准备合适的小儿吸痰管并检查吸引力。

（4）抢救药品和麻醉药品准备：常规准备肾上腺素、阿托品和琥珀胆碱，并稀释到合适的浓度。麻醉药品包括全身麻醉镇静与镇痛药物和骨骼肌松弛药物。

（5）麻醉人员准备：鉴于小儿麻醉较强的专科性以及小儿生理储备功能差、病情变化快等特点，建议：①小儿麻醉的责任医师应该是掌握了小儿麻醉技术并且从事麻醉工作至少 3 年的执业医师。②麻醉科护士或手术室护士也应是比较专业的，最好固定工作在小儿麻醉和小儿手术。

（四）手术室环境的准备

患儿从病房或自己家里熟悉的环境来到手术室的陌生环境中，对人员不熟，难免会产生紧张甚至恐惧的情绪，这种情绪可使患儿不合作、哭闹，严重时患儿精神可能受到创伤，术后出现抑郁、焦虑和行为改变等。因此，适宜的术前环境对孩子尤为重要。

让儿童手术室更像幼儿园，可以在手术室门口准备一些玩具，最好有供小儿玩耍的场地和器材。在手术室过道、诱导室和复苏室里摆放、张贴和悬挂一些小动物的卡通图片和小玩具等，使患儿感到温暖、亲切。手术间里可以播放一些小儿歌曲和音乐。接入患儿时，麻醉医师摘下口罩，以免“吓着”孩子，同时也让孩子认出面前的医师就是术前那位看过他（她）的和蔼可亲的麻醉叔叔或者阿姨。这些非药物的方法常常起到意想不到的作用。一些综合医院往往忽视儿童手术的一些环境和氛围的布置。

二、小儿全身麻醉的诱导

麻醉诱导可按全身麻醉药进入人体内途径不同，可分为吸入麻醉、静脉麻醉两大类，必要时可利用肌内注射、口服、直肠灌注或滴鼻等途径给全身麻醉药或镇静药，对诱导起辅助作用。麻醉维持常采用单纯吸入麻醉、静脉麻醉或两者联合应用，还可根据手术部位和麻醉医师的技能复合神经阻滞术。

在不少的手术室门口可以屡屡看到，孩子由于惧怕手术死活不肯进到手术室里，啼哭吵闹，以至于妈妈跟着流泪，而麻醉医师有点束手无策，常常采取强制手段，一针氯胺酮了事。由于小儿的生理和心理发育尚不成熟，与成人相比对麻醉诱导过程更为敏感。粗暴的麻醉诱导可能造成患儿术后行为异常、睡眠障碍，甚至导致终身的面罩恐惧症。因此，麻醉医师应该高度重视小儿麻醉诱导的技术和技巧。现在是一个医学“以人为本”的时代，随着父母们对孩子身心健康全面发展的要求越来越高，小儿麻醉已经从过去的仅仅让患儿“无身体疼痛”转变为同时注重患儿“无心理创伤”。麻醉科医师不能再用针头对付孩子了。

（一）患儿进手术室的方式

建议麻醉医师按以下几个方法将患儿带入手术室：

（1）一个合作听话的孩子，应让其自己走进手术室，麻醉医师可以牵着他（她）的手，这要比抱入或者用推车推入的好，因为后者会让患儿觉得孤立无助、任人摆布的状态，让患儿自己走更主动些，而且应该让孩子穿自己的鞋（减少一些不必要可能引起患儿不安的环节），允许患儿带着自己喜欢的玩具或其他的安全物件进入手术间。

（2）患儿进到手术间后，如患儿不愿意躺到手术台上，就不必强制要孩子躺下，如患儿不愿意脱去衣裤，也不必强制地脱去。如强制去做，可能让患儿感到惧怕或激起患儿的反感。一旦患儿进入手术室，应尽快实施麻醉诱导，尽可能缩短进入麻醉前在手术间或躺在手术床上的清醒时间。衣、被覆盖身体，避免脱光衣服感觉不适。患儿进到手术间时，麻醉医师和护士应把注意力集中到孩子身上，应保持手术室环境安静，避免不良声音（如手术器械的撞击声）、光线（如手术无影灯）、动作（如注射器抽药）的刺激。总之，要一切以孩子为中心，顺着患儿，循序渐进，直到患儿诱导入睡。

（3）允许家长陪伴麻醉诱导和麻醉苏醒。可允许心理稳定且起支持作用的家长陪伴儿童麻醉诱导。国外临床回顾性研究表明，绝大部分患儿家人选择了在麻醉诱导时陪护患儿这种方法。诱导时父母陪同，患儿不需要与父母分离，从而能消除与父母分离引起的焦虑紧张，能够降低术前用药的需求，从而避免了用药引起的潜在副作用，患儿家人更喜欢这种方法，它能提高患儿家人的满意度从而能改善医患关系。

反对者则认为父母陪同会给手术室的日常运作带来一定负担和麻烦，造成手术室拥挤，给麻醉医师带来一定压力，亲身经历麻醉手术过程可能对患儿父母心理带来影响。但实际在医院试行父母陪伴以来，实际运作起来并不像最初担心的那样。家长陪同入手术室或诱导室后，家长在一旁鼓励孩子自己持面罩，也可由家长扶着或家长抱着孩子，小儿入睡后即让家长离开。只要能够做好术前访视工作，给予家长合理解释，在手术室门口注意交接等，家长陪同的麻醉诱导方式不但为医院和科室收获良好的口碑，也使得患儿在术后苏醒时可以在 PACU 平稳度过，减少患儿哭闹和惊恐。但同时应注意，诱导时家长的行为如批评、命令等过激的语言，或过分的保证、道歉、交涉等不必要的语言会增加患儿焦虑，家长采取分散注意力（开玩笑、玩玩具）并积极疏导患儿心理的办法，患儿术前焦虑会降低。在没有充分准备情况下让家长进入手术室其作用可能适得其反，因此需要采取相应的控制措施，在让家长进入手术室前要沟通清楚，告知需要他们做什么，不要做什么。

大多患儿从麻醉中清醒过来时，第一句话或第一眼就希望见到家人，因此，在 PACU 中让家长进来陪伴患儿有更多的好处，可充分发挥父母的作用，他们对分散转移患儿注意力更有技巧，从而减轻患儿术后的痛苦，为离院后父母在家护理患儿提供帮助和支持。

（二）诱导方法

从刚出生的新生儿到十多岁的大孩子均属于小儿的范畴，而不同年龄段小儿的心理、行为、生理等差别很大，诱导的方法也各有不同，因此应选择个体化的诱导方式。

1．术前用药

在小儿，麻醉前 1～2 小时的传统的术前用药的方法已不再提倡，至少不是常规使用，如有必要，需视病情需要决定用药的种类和剂量，并提倡口服给药，决不能采用肌内注射的方法。事实上，小儿的术前给药和麻醉诱导常常不能完全分得清楚，术前用药也常常就是麻醉诱导的开始。

2．经胃肠道、口、鼻或直肠黏膜途径给药诱导

（1）口腔给药途径：口服是最好的首选的途径，常常最易被患儿所接受。口服给药的优点是无痛、较易实施、抗焦虑作用快、副作用少。目前，咪达唑仑是最常用的麻醉药，其次是芬太尼、氯胺酮和右美托咪定等。可制成适合于小儿的各种剂型，如各种口味的棒棒糖或糖浆，常常在进手术室前半小时口服，给药后应密切观察患儿变化，尤其呼吸状况和有无缺氧。如采用氯胺酮，应同时使用阿托品等抗胆碱类药。

（2）直肠给药途径：直肠给药比较适合于惧怕注射又不会或不愿口服药液的小小孩，该法对患儿刺激较小。此途径给药的特点是，药物吸收较慢致起效慢，或由于粪便等影响药物吸收而使起效时间难以预料，作用消除也迟，发生呼吸抑制机会少。给药后常常出现药液外漏，可能影响药效。

可用于直肠诱导给药的药物较多，常用：①咪达唑仑 0.2～0.3mg/kg、氯胺酮 3～5mg/kg，目前常将两药混合使用，根据麻醉要求不同采取相应的各自剂量。②水合氯醛直肠给药是儿科较为传统和常用的镇静方法，但无镇痛作用，常以 10%水合氯醛按 0.5mL/kg 的剂量注入肛门，患儿 5 分钟后入睡，维持 1 小时左右。应用此法诱导，患儿可行无创操作检查，如 CT 检查、静脉穿刺等。

（3）经口、鼻黏膜给药：这不失为一条好途径，但一些药（如咪达唑仑）对鼻黏膜有刺激性，而不易被小儿接受。也曾采用右美托咪定滴鼻诱导，取得较好的效果。经口、鼻黏膜吸收的方法起效较慢，并需在麻醉者观察下进行，达到有一定镇静作用能进入手术室即可，主要是作为其他诱导方法的补充或辅助。

3．吸入麻醉诱导

吸入麻醉诱导是小儿麻醉中最常用方法，具有起效快、无痛苦及易被接受等优点。目前都是通过面罩吸入。

（1）吸入麻醉药：吸入麻醉药物有七氟烷、地氟烷、异氟烷、恩氟烷、氧化亚氮（N_2O，笑气）等，目前国内最适用于小儿吸入诱导是七氟烷和氧化亚氮。氟烷曾经是小儿吸入麻醉首选的药物，其主要的优点是没有难闻的气味，容易被患儿接受。而今，七氟烷已完全替代了有诸多不足的氟烷。与恩氟烷和异氟烷相比，七氟烷诱导和苏醒过程更舒适和快速，无孩子不喜欢的难闻气味，无气道刺激性，更易精确控制，术中生命体征更稳定，合并用药安全范围更广。尽管地氟烷有目前临床常用吸入麻醉药最低的血气分配系数，诱导和苏醒比七氟烷更快，但其强烈的气道刺激性和清醒诱导时易致气道痉挛的缺点，注定其不适于小儿清醒时麻醉诱导。因此，七氟烷是目前首选的小儿吸入麻醉诱导药物。

（2）吸入麻醉诱导合适的年龄段：新生儿和婴儿常可直接抱入手术室，因此常常采用吸入麻醉的方法。合作的幼儿和合作的大小儿也常常采用此方法，但前提是合作的小儿，如不合作、哭闹的小儿不宜强制进行吸入诱导。不愿意静脉穿刺的小儿可使用吸入麻醉诱导，有时让孩子在面罩和静脉穿刺之间选择一种方法，大多患儿还是选择面罩。

（3）七氟烷吸入诱导：传统的面罩吸入麻醉诱导是将面罩轻扣在小儿口鼻处，吸入氧化亚氮和氧气（2∶1）1～2 分钟直至氧化亚氮完全起作用。七氟烷可从高浓度开始吸入，对年龄>6 个月的健康小儿一般很少引起明显心动过缓或低血压征象。完成七氟烷麻醉诱导后其浓度应维持在最大可承受范围（原因是最大限度减少诱导过程中的苏醒）直到完成静脉穿刺，但如采取控制呼吸方式时应降低七氟烷的吸入浓度以防吸入过量。有临床资料显示七氟烷用于 3 岁以上小儿（不用术前用药）诱导心率增快很少，但能一定程度降低心率（至 80～100 次/min），也并不增强心肌对肾上腺素的敏感性。

七氟烷吸入诱导可复合或不复合吸入氧化亚氮。有临床研究表明，单纯吸入七氟烷浓度逐渐增高（2%、4%、6%、8%）、或开始即高浓度七氟烷（7%）、或高浓度七氟烷（7%）＋氧化亚氮（50%）三种不同方法，其麻醉效果和术中术后的不良反应区别不大，当然第三种方法的睫毛反射消失时间短，诱导期兴奋发生率要低一些，诱导早期可发生兴奋、轻度肌僵直和不自主四肢活动等，采取高浓度法可消除或减少此类现象。当然，相当合作的大孩子，也可采用麻醉药浓度逐步递增的方法，这样患儿感觉比较舒适，呼吸、循环更加稳定，但费时一些。七氟烷吸入诱导操作方法如下：

呼吸回路预充方法：七氟烷的吸入常采用高浓度高流量的方法，在诱导前，预先在麻醉机的呼吸环路中预充高浓度的麻醉药。具体操作步骤如下：①麻醉机设置于手控模式，关闭新鲜气流，排空手控呼吸囊，关闭逸气阀，封闭呼吸回路输出口。②将装有七氟烷的蒸发器调至6%～8%（建议新生儿用 2%～3%），新鲜气流量为 3～6L/min。③持续充气直到呼吸囊充盈，再次挤瘪呼吸囊，待呼吸囊再度充盈时，回路浓度将得到明显的提升。④放开呼吸回路开口，轻轻挤压呼吸囊，螺纹管吸入肢也充满高浓度七氟烷，然后接面罩开始诱导。

潮气量法诱导：即小儿自然呼吸状态下吸入麻醉药。本方法适合于所有年龄的小儿，尤其适用于不知道合作或者不合作的婴幼儿。具体方法如下：①麻醉药预充回路后，连接合适的面罩（下至骸部上达鼻梁），盖于患儿口鼻处，让患儿平静呼吸，不合作患儿注意固定其头部。②患儿意识消失后，将七氟烷的蒸发器调至2%～4%（视麻醉深度而定，新生儿可调至1%～2%），以便维持自主呼吸，必要时辅助呼吸，降低新鲜气流至 1～2L/min，以维持合适的麻醉深度和减少麻醉药浪费和手术室环境的污染。

改良单次最大深呼吸吸入诱导法（肺活量法）：此法比较适用于特别希望在面罩吸入麻醉状态下尽快入睡的能合作的孩子（5～10 岁的较大孩子），当然如能合作，5 岁以下孩子也能施行。麻醉实施前应指导孩子学会最大深吸气、屏气和最大呼气，然后再锻炼孩子在面罩（不连接螺纹管）下学会最大深吸气和最大呼气。麻醉诱导前预充呼吸回路，然后指导孩子最大深吸气后最大深呼气并屏住，此时麻醉医师将已经预充七氟烷的面罩盖于患儿口鼻处并密闭之，嘱咐其用力吸气并屏气，当患儿控制不住时再呼气，可能此时患儿意识已经消失，否则令患儿再深吸气、屏气和呼气，绝大多数患儿在两次循环呼吸后意识消失。采用此诱导法，一般孩子在 30～45 秒入睡，类同于静脉麻醉药物的作用时间。

浓度递增法：适用于合作的小儿或不能一下子耐受高浓度的危重患儿。具体做法：①麻醉机为手动模式，置逸气阀于开放位，新鲜气流 3～5L/min。②开启七氟烷蒸发器，起始刻度为 0.5%，患者每呼吸 3 次后增加吸入浓度 0.5%（如果希望加快速度每次可增加 1%～1.5%），直至达到 6%。如果在递增法诱导期间，患儿躁动明显，可立即将吸入浓度提高到 6%～8%，新鲜气流量增至 5～6L/min，即改为潮气量法。

（4）一些辅助诱导方法：由于小儿年龄和生理上特殊性，下列方法可提供参考：

怀抱诱导法：如患儿不愿意躺在手术台上，不可强制患儿躺下实施吸入麻醉，否则适得其反。麻醉医师（或家长）可怀抱患儿进行吸入诱导，这样孩子会感觉有依靠、有安全感，孩子会比较顺从、合作。怀抱诱导的方法是让孩子坐在手术台上或麻醉者（或家长）的左侧大腿上，用左手臂环抱住孩子身体及双臂或置患儿的右臂在麻醉者（或家长）身后（如预计患儿可能会不合作，这样可避免患儿的手抓面罩），孩子脸孔朝前以便扣上面罩。可根据患儿配合情况选择让患儿自己或家长或麻醉医师持面罩，面罩紧贴患儿口鼻部。麻醉机、活瓣调节阀、蒸发罐均应在麻醉操作者的可控范围。

面罩不接触或不用面罩法：有些小儿拒绝接受面罩或不愿面罩接近脸部，可能这些孩子对面罩有些恐惧或曾经有吸入高浓度七氟烷等其他吸入麻醉药的不良记忆。可将双手在面罩周围围成“杯状”罩于患儿口鼻部，使患儿口鼻前形成较高浓度的吸入麻醉药，而面罩不直接接触患儿皮肤，这为面罩不接触诱导法。也可不用面罩而以手握住环路中的弯接头，手握成杯子形状，靠在小儿下巴，开始吸入氧化亚氮和氧气（氧化亚氮比重高于氧气）；随着氧化亚氮的作用，手渐渐靠近口鼻直至完全盖住，一旦氧化亚氮完全起作用后即开始吸入高浓度七氟烷；也可一开始即吸入高浓度的氧化亚氮、氧气和七氟烷的混合气体，这样诱导的速度更快些，但高浓度七氟烷的气味常使患儿察觉麻醉药的存在而变得不合作。无可否认，这样的方法会使周围环境有较多的麻醉药污染。婴幼儿如拒绝面罩时可用人工奶嘴让其吸吮，再用面罩渐靠近其口鼻处进行吸入诱导。

分散患儿注意力：对一些 1～3 岁的幼儿，常常不合作，但又无法进行解释和沟通，在诱导期间可以转移患儿注意力，鼓励其像吹气球或吹生日蜡烛一样吹麻醉皮囊。使用画有孩子喜欢的某种食物或卡通图案的皮囊、面罩或在面罩上涂孩子喜欢的某种气味的香精，用泡泡糖味或草莓味香水或者无色香味唇膏涂抹在面罩内层以消除面罩固有的塑料气味，以增加孩子的对面罩的接受度。或让孩子选择自己喜欢的含香味的面罩或“睡眠气体”，也可以使整个过程平稳顺利进行。

悄悄诱导法：如小儿已经处于睡眠状态，尽可能避免面罩触碰小儿以防醒来。可采用悄悄诱导法，即将面罩慢慢接近小儿口鼻处，吸入氧化亚氮和氧气，逐渐温柔地扣上面罩，吸氧化亚氮1～2分钟后开始复合吸入七氟烷渐升至合适浓度为止。一般不先直接采用高浓度七氟烷吸入，否则患儿常常会被高浓度七氟烷的气味“熏”醒。此法最关键就是在进诱导室或手术间过程中避免小儿突然清醒，以防手术室的陌生环境造成恐惧性挣扎和心理伤害。

4．静脉麻醉诱导

静脉麻醉诱导通常应用于能合作进行静脉开放的较大孩子、要求作静脉穿刺置管的（许多孩子均有静脉被穿刺的经历故可接受性较好）、诱导前已预置静脉套管针的、有潜在心血管功能不稳定的、因饱胃需进行快速诱导等情况。

（1）静脉开放：开放静脉是静脉麻醉的先决条件，而小儿常常惧怕静脉穿刺的疼痛而拒绝合作。现在进行无痛的外周围静脉的穿刺已成为可能。在穿刺部位先涂抹表面麻醉剂，如复方利多卡因乳膏［即恩纳（EMLA）乳膏，含利多卡因和丙胺卡因］、Ametop乳膏（含丁卡因）、Synera贴片等。术前访视时确定好合适的穿刺部位，并做好记号告知护士，由于这些乳膏的起效需要30～40分钟，因此必须在术前为患儿涂抹乳膏。在小儿最好不用窄的橡皮止血带而使用宽的，或助手在穿刺部近端握住肢体，既充盈静脉又固定肢体。小儿静脉穿刺不易，一旦穿刺成功后应仔细妥善固定，以免术中移位或不慎拔出。

（2）麻醉药物：静脉诱导药物有多种可供选择，目前常用有丙泊酚、氯胺酮、依托咪酯等。在静脉诱导前必须给予吸纯氧，如孩子拒绝接受面罩，麻醉医师可去掉面罩用手握住呼吸环路的弯接头进行给氧。

丙泊酚：丙泊酚是最常用的小儿静脉麻醉药，诱导剂量随年龄不同而不一样，1～6个月的健康婴儿其满意的ED50是3.0±0.2mg/kg，10～16岁的ED50是2.4±0.1mg/kg，3～12岁的健康小儿如未用术前用药其ED50是2.5～3.0mg/kg。最初的分布半衰期2分钟，消除半衰期30分钟，清除率非常高（2.3±0.6L/min）超过肝血流量。丙泊酚用于诱导的优点是发生气道并发症低（如喉痉挛）、起效快、恶心呕吐发生率低。最大缺点就是注射痛，尤其在周围小静脉，解决的方法有：①在丙泊酚注射前先静注利多卡因（0.5～1mg/kg）并保持30～60秒可消除疼痛；②利多卡因（0.5～1mg/kg）与丙泊酚混合使用；③硫喷妥钠与丙泊酚混合使用；④冷冻丙泊酚；⑤先预注阿片类药物或氯胺酮；⑥稀释丙泊酚至0.5%等，这些方法均可减轻注射痛。用中长链脂肪乳替代长链的脂肪乳作为丙泊酚的溶剂，可起到同预注利多卡因消除注射痛相同的效果。另外，丙泊酚还经常用于小儿影像学检查、胃肠镜检查、腰穿、骨髓穿刺时等手术室外的麻醉。

依托咪酯：依托咪酯是一种能提供循环功能稳定的麻醉药，尤其适用于有心肌疾病或创伤性低血容量的小儿麻醉。依据心血管功能状态诱导剂量推荐0.2～0.3mg/kg。该药有诱发肌阵挛、抑制肾上腺皮质功能（因此用于小儿不多）以及有注射痛的不良反应。

氯胺酮：氯胺酮对循环功能不稳定的小儿是非常有用的麻醉药物，尤其处于低血容量、不能承受外周循环阻力下降的小儿，如患有主动脉瓣狭窄或某些先心病（右向左分流型）可利用氯胺酮来维持肺循环和体循环血流阻力的稳定性。对体内儿茶酚胺处于极度代偿状态的小儿，如用氯胺酮可抑制心肌、降低循环阻力。氯胺酮常用剂量是2mg/kg，严重低血容量者应减低剂量。小剂量（0.25～0.5mg/kg）可用于医疗操作时的镇静与镇痛，此时需复合其他药物。氯胺酮有口腔、气道等分泌物增多，精神状态紊乱（年龄越大发生率越高），术后恶心呕吐的不良反应，必要时可用抗胆碱类药物、咪达唑仑等减轻其副作用。值得注意的是，使用常规剂量的氯胺酮后，患儿完全清醒的时间比较长，肌注给药者更甚，常常需要2～3小时。在小儿完全清醒前，仍然有出现呼吸抑制、呼吸道梗阻缺氧的危险，因此在术后应密切监护患儿，直至完全清醒。

5. 肌内注射麻醉诱导

一般情况下尽可能避免使用该法，但如遇到非常不合作的小儿，对上述方法（吸入、静脉、滴鼻、口服）均拒绝和外周静脉穿刺困难时可采用肌内注射诱导。这常常是最后的选择，只作为补救措施。

（1）硫喷妥钠：是一种传统的方法。采用2.5%硫喷妥钠0.8mL/kg（10～15mg/kg）臀部深部肌内注射，5分钟后入睡，可维持深睡1小时、嗜睡2小时。硫喷妥钠系碱性，而且注射容量大，对局部组织有强烈刺激，易出现呼吸抑制、喉痉挛，目前已很少使用。

（2）氯胺酮：常作为小儿肌注的首选药物，具有意识消失快，镇痛作用强，对呼吸系统影响小，不抑制咽喉反射的特点。但其相应的不良反应如拟交感作用，心率快血压高的心血管系统兴奋作用、苏醒期精神症状、气道分泌物增多等仍是临床应用中的顾虑。氯胺酮与阿托品或咪达唑仑联合应用，可以减少气道分泌物，减少术后呕吐、烦躁、噩梦等不良反应。

氯胺酮肌内注射剂量为4～6mg/kg，3～5分钟后起效，持续时间30～50分钟，但患儿完全清醒时间可长达2～3小时。因此，如是一个短小手术，建议减少氯胺酮剂量至1～2mg/kg，这个剂量患儿可能需要5～10分钟入睡，且睡得不深，但这已足够，只要患儿能比较安静地进到手术室即可，术中可合用吸入或静脉短效麻醉药等，氯胺酮不必用到4～6mg/kg，不然患儿术后醒得慢，而小儿常常以短小手术居多，术后清醒不彻底不完全常常是术后出现呼吸抑制、缺氧甚至生命危险的始作俑者。当然，打算术后带气管导管进ICU的患儿，可以不必计较这个剂量。

6. 催眠诱导法

催眠法能减轻由医疗活动造成的焦虑和疼痛，同时也减轻术前的紧张等。有一研究表明术前30分钟前口服咪达唑仑（0.5mg/kg），能显著减轻由面罩对孩子带来的焦虑以及术后的行为紊乱。催眠法在麻醉过程中的作用能使小儿放松、很好地接受和参与麻醉医疗活动，并留下一段愉快经历。

催眠法就是形成一种精力高度集中、注意力处于分离状态的意识清醒状态。催眠结果是产生全神贯注从而降低对周围医疗活动和承受的医疗操作的注意。小儿相对成人更容易着迷于自然的、有趣的、好玩的现象，麻醉医师虽然没受过正规的催眠疗法培训，但可以利用孩子的这种特性，创造出一些适合相应年龄的虚拟语言场景，如逛动物园、小朋友聚会、体育活动比赛场景、电子游戏或电子玩具等，使孩子忘记和不注意医疗活动。语言描述要慢而有节律、温柔而且有诱惑力，不断重复使孩子慢慢投入到语言的虚拟环境中，感觉越来越熟悉。催眠法还应使孩子把面罩的塑料气味想象成动物身上气味、某些食物味、某些挥发性物品的气味等，从而使孩子在愉快的心情中进入麻醉状态。

三、小儿全身麻醉的维持

（一）麻醉维持的要求

全身麻醉的维持有如下基本要求：①良好的麻醉、镇痛、肌松（必要时）。②循环稳定，通气良好，氧合正常，无CO_2蓄积。③管理好输液、输血。④除非术后需要，尽量不用长效的麻醉药、肌松药，苏醒快速。

（二）静脉麻醉药和挥发性麻醉药复合氧化亚氮

静脉麻醉药常选用丙泊酚，挥发性麻醉药常选用七氟烷等，与氧化亚氮复合均能产生良好的麻醉状态，对于短时间手术麻醉，丙泊酚和挥发性麻醉药无明显的临床区别。

（1）丙泊酚特点是术中气道并发症少、术后苏醒相对彻底、恶心呕吐少，缺点是无镇痛作用，单纯丙泊酚易发生体动以及注射痛明显等。此法最常用于小儿短小手术或操作，且不产生术后明显疼痛，如各种内窥镜检查、牙齿整复、放射性诊断或治疗等麻醉；另外还广泛应用于各种已具有良好术后镇痛（神经阻滞或局部浸润）的术中麻醉维持。

（2）挥发性麻醉药具有小儿接受性高，麻醉较易实施，可控性良好。选择静脉还是吸入方法决定于外科情况、麻醉医师的擅长、药物特点、费用、工作条件等。

（3）静脉复合吸入维持麻醉也不失为一种好的选择。两种方法可取长补短，并可减少麻醉药用量，减少不良反应。

（4）肌松药的应用决定于气道和外科手术情况。

（三）平衡麻醉

目前，平衡麻醉指的是复合麻醉性镇痛药、镇静遗忘药（静脉或吸入麻醉药），必要时复合肌松药。目的是复合多种麻醉药物达到抑制意识、遗忘、镇痛、肌松、生理稳定、降低应激反应等良好临床麻醉状态，同时可充分发挥各种药物的特点和克服它们的缺点，降低不良反应。

小儿平衡麻醉中麻醉性镇痛药常采用单次静注或泵注，由于外科刺激不同对麻醉性镇痛药和镇静遗忘药的需求剂量变化较大，通常可参考心血管反应指标（±20%的基础值）来调整，一般对短小手术可采用单次静注，长时间的可用泵注。

（四）全身麻醉复合神经阻滞

神经阻滞经常应用于小儿麻醉，对术中、术后镇痛以及减少全麻药的用量有非常大的临床应用价值。神经阻滞的实施常需在镇静或全身麻醉实施后进行，术中全麻维持可采用吸入氧化亚氮复合低浓度挥发性麻醉药或静脉泵注丙泊酚［50～200μg/（kg·min）］。总的来说决定于外科手术的平面要求、术后镇痛范围、麻醉医师的技术水平等因素。

（五）全凭静脉麻醉（TIVA）

近20年以丙泊酚为主的TIVA应用逐渐得到广泛应用，在小儿麻醉中随着对丙泊酚的小儿药代动力学的研究深入，其应用前景良好。

1. 丙泊酚

根据Roberts的简便计算法，丙泊酚在健康成人为达到血浆浓度3μg/mL，可采用负荷量1mg/kg，然后以恒速10mg/（kg·h）输注10分钟，再以8mg/（kg·h）输注10分钟，最后以6mg/（kg·h）速度维持。根据Paedfusor的药代动力学研究资料，小儿丙泊酚的输注剂量为成人的2倍，因1～11岁小儿分布容积（是成人2倍，9700 VS 4700）和清除率（53 VS 28）比成人高得多，所以负荷量应增加50%（1.5mg/kg），维持速率提高到19mg/（kg·h）、15mg/（kg·h）、12mg/（kg·h），各输注10分钟后以12mg/（kg·h）速度维持，输注15分钟后效应室浓度大概达到3mg/mL。当然在临床应用时应根据呼吸循环等全身状态、操作要求在1～5mg/kg（负荷量）范围内确定，维持剂量应按临床麻醉标准（无体动、心血管状态稳定等）在3～30mg/（kg·h）范围内调节。如复合氧化亚氮、麻醉性镇痛药或肌松药等，丙泊酚剂量应作相应调整。

2．氯胺酮

常用于导管检查术、烧伤、放射性诊疗等过程中的麻醉。诱导剂量为1～2mg/kg，维持剂量可根据镇痛、镇静、麻醉不同的要求在0.1～2.5mg/（kg·h）内调节。氯胺酮能较好地保持自主呼吸，但有苏醒迟和伴发精神症状缺点，为此临床上常和咪达唑仑［20μg/（kg·h）］或丙泊酚［10±4mg/（kg·h）］复合，两组血流动力学变化类似，苏醒时间丙泊酚组较咪达唑仑组快。

3．麻醉性镇痛药

麻醉性镇痛药如芬太尼、阿芬太尼、瑞芬太尼和舒芬太尼等可采用简单恒速输注。对于某些操作麻醉性镇痛药可单独作为麻醉药应用，如心导管检查术。输注停止前必须注意术后的疼痛释放，可在停用前进行局部麻醉或应用长效镇痛药，尤其停用阿芬太尼和瑞芬太尼时可先应用舒芬太尼（作用时间长）。

4．咪达唑仑

输注咪达唑仑可提供镇静作用，0.1mg/kg以负荷量慢注，然后以0.1mg/（kg·h）维持可产生基本的镇静状态。应严格观察尤其应用于衰弱的患儿或新生儿时应注意低血压的发生和镇静过度可能。

（六）靶控输注（TCI）麻醉

主要应用计算机输液泵根据药物代谢动力学、患者各生理指标（如年龄、体重等）等参数来自动达到并维持相应麻醉药的血浆或效应器部位浓度，达到临床麻醉状态。在临床实际中，TCI泵所设定的偏离度（MPE）应在10%～20%，精确度误差（MAPE）[（实际浓度－预设浓度）/预设浓度×100%］在20%～30%。在婴幼儿，许多计算机软件的应用受到限制，目前适用于小儿的有PaMo和Stanpump这两类软件样板。

1．丙泊酚TCI麻醉

Marsh等人利用成人丙泊酚TCI模式靶控浓度设定为14μg/mL，而发现小儿的中央分布容积和清除率分别比成人高50%和25%，MPE为2.8%，MAPE为16%，认为在小儿丙泊酚TCI麻醉中相对成人诱导和维持剂量可分别增加50%和25%。Short等人利用Marsh小儿模式应用于中国儿童发现低估了丙泊酚的血浆浓度，中央室分布容积比估算大25%，其MPE为-0.1%，MAPE为21.5%。国内得出了国人小儿丙泊酚药代学参数，并用Stanpump软件设计了一套小儿丙泊酚TCI系统，其MPE和MAPE分别为7%和27%。TCI麻醉中丙泊酚初始靶控浓度（血浆浓度）通常高达

12～14μg/mL，维持此浓度其维持量为 400～500μg/（kg·min），当然临床实际工作中应根据麻醉深度和外科状况等作出相应调整，并且在不同年龄小儿丙泊酚的药代学和药效学存在差异。

2．麻醉性镇痛药 TCI 麻醉

（1）芬太尼静脉靶控输注复合 60%氧化亚氮：切皮时，芬太尼靶控浓度应设定在 3～7ng/mL，如显示麻醉深度不够则调高靶浓度，反之在输注 15 分钟后调低靶浓度 0.5～1.0ng/mL，切皮和麻醉维持的芬太尼平均浓度分别为 10.2ng/mL 和 6ng/mL，如复合吸入 0.5%异氟烷则芬太尼浓度可下调 30%～40%。此模式的 MAPE 和 MPE 分别是 17.4%和 - 1.1%.

（2）舒芬太尼复合咪达唑仑靶控输注：此靶控输注模式常应用于小儿心内直视手术，舒芬太尼和咪达唑仑的负荷量（血浆浓度）分别设定为 0.5～3ng/mL 和 25～100ng/mL，此模式在体外循环中，舒芬太尼和咪达唑仑的 MAPE 分别高达 49%和 44%，体外循环后 MAPE 均为 32%，所以体外循环对靶控模式的影响较大，应作出相应调整。

（3）阿芬太尼靶控输注：应用于心内直视手术麻醉时，可采用：初始血浆浓度为 500ng/mL，锯胸骨时为 1000ng/mL，体外循环前设为 1500ng/mL，如有必要可再调高 250～500ng/mL，术后镇痛和镇静设定为 500ng/mL，此模式的 MAPE 和 MPE 分别是 18.4%和 - 3%。

目前 TCI 麻醉应用小儿麻醉越来越多，但需注意，不同小儿对同样刺激需要静脉麻醉药浓度可能不同，麻醉中应参考 Cp50 数据，根据手术刺激强度及每个小儿的需要来调节静脉麻醉药输注。

（七）低流量循环式吸入麻醉

（1）预测挥发性麻醉药的浓度：实施低流量麻醉时应认识到患者吸入的麻醉药浓度和蒸发罐输送出的浓度有明显区别，否则会发生吸入浓度过低的危险。新鲜气流中麻醉药浓度与吸-呼浓度之间大小同该麻醉药的血溶解度成反比，所以在低流量麻醉中使用低溶解度的麻醉药如七氟烷、地氟烷时较容易预测麻醉深度，如使用气体监测仪则能精确控制吸入浓度。对中溶解度的麻醉药如恩氟烷、异氟烷和氟烷等在机体的摄取过程中，需注意其被血摄取之前有一段较长时间的功能残气量（FRC）洗出过程（5～10 分钟），吸入初期的呼出/吸入浓度比（FE/FI）增高仅反映了 FRC 的洗出，机体在完成了 FRC 洗出之后才大量摄取麻醉药。据此，在实施低流量之前，需有一段长时间的高流量阶段（15～20 分钟），转为低流量时应增高蒸气罐的刻度（60%～130%）。

（2）低流量麻醉期间的氧浓度：低流量麻醉期间，由于使用混合气体，为了预防吸入氧浓度过低，在设定新鲜气流量时必须计算出患者的耗氧量，具体公式如下：

$$VO_2 = 10 \times Wt(kg)^{0.75}$$

$$VFO_2 = VO_2 + (VF - VO_2) \times F_IO_2$$

$$VFN_2O = VF - VFO_2$$

式中，VO_2 为耗氧量，VFO_2 为氧流量，VF 为总新鲜气流量，F_IO_2 为设定吸入氧浓度，VFN_2O 为 N_2O 流量。

在有些情况下需选择空气作为氧气的载体，如在婴幼儿不能耐受 N_2O 的负心肌效应，以及肠扩张，其计算公式为：空气流量（VFair）＝（VF－VO_2）×（1－F_IO_2）/0.79%。总之，为了更安全，当流量＜1L/min，要求持续监测 F_IO_2 和 SpO_2。

（3）监测：低流量麻醉中需建立起有效的监测，包括对吸入麻醉气体、吸入氧浓度、氧饱和度、呼气末二氧化碳等监测。

四、全身麻醉期间的管理

（一）气道管理

常用气道管理包括面罩通气、喉罩通气、气管导管通气等方式。

1．面罩通气

选择适合患儿脸型、无效腔最小的透明气垫型面罩。最有效的面罩通气手法为，用拇指和示指将面罩扣住患儿口鼻，用中指托起患儿的下颌骨，使下门齿高于上门齿，嘴处于张开状态。头处于侧位可利于口内分泌液外流。婴幼儿的喉和气管环状软骨较软，在面罩吸入时麻醉医师的指头易压迫气道，故需不断监测呼吸音、呼气末二氧化碳和呼吸囊的运动。面罩下行控制呼吸应采取低潮气量高频率的通气方式，以减少发生胃胀气。

2．气管内插管

（1）插管方法：保持头的正确位置，6 岁以下小儿头置于台面上并在枕下垫一个薄薄的头圈，必要时在环状软骨上加压，以更好地暴露声门；6 岁以上小儿，头置于薄枕上轻度屈颈可改善插管角度和更好地显示声门。

（2）置喉镜：婴幼儿会厌可能阻碍声门的暴露，需用喉镜片挑起会厌。如使用直喉镜片则比较容易，但在小婴儿有时会出现会厌从喉镜片上滑开，此时可把喉镜插深些越过声门，再慢慢往外退直到暴露声门，这样会厌可很好地固定。

（3）导管的粗细。1 岁以上小儿气管导管型号的选择可应用公式大致计算，即：气管导管口径（>1 周岁）＝年龄/4＋4.0。插管前需另准备大一号、小一号气管导管各一条，在实际插管时根据实际情况选择。

理论上理想的导管是无阻力地通过声门和声门下区域不带气囊的最大口径的气管导管，在气道压达到 20cmH_2O 时有漏气。但常常不容易选择到这么粗细合适的导管，如为了插上这么一条所谓理想的导管而反复插管，那可能反而导致更大的损伤而得不偿失。因此，现在的观点是，在麻醉中（几个小时内），小儿应用带气囊的气管导管有利于行控制呼吸并对预防误吸有好处，但需每 1 小时放气囊 1 次，减轻对气管黏膜的压迫。在 ICU 中，由于插管时间较长，应该使用不带气囊的导管更为合适。婴儿的环状软骨窄细，且是整个上气道中最狭窄的部位。因此，有时可遇到导管前端虽已通过声门，但继续推进时可遇到阻力或不能通过。

（4）插管深度。插管深度的计算可根据公式大致估计，即：气管插管深度（cm）＝年龄/2＋12。临床上可根据气管导管套囊进入声门或使导管头端的两条黑线处于声门处即可，尤其 1 周岁以内因个体差异较大，不能以以上公式计算。可仔细注意通过声门的导管长度和导管在门齿的长度标示来判断导管的深度。应把导管固定于嘴巴的中间位置，此处不易发生导管扭折。

通过听诊双肺呼吸音、观察二氧化碳波形确定气管导管在气管内，然后听两肺的所有区域，检查通气情况。

记住头颈的屈伸可使气管导管顶端在气管内发生移位，在婴儿头颈完全的屈伸可使导管移动 1～3cm。仔细确定导管的位置和充分考虑到头位置发生变化时的影响，每次体位发生变化时均应检查通气情况。

3. 喉罩通气（LMA）

喉罩在小儿麻醉中的应用近几年已渐普及，可用于影像学检查、放射性治疗和短小操作需面罩吸入麻醉而保留自主呼吸的患者，也常用于一些特殊病例，如困难气道时可作为插入纤支镜和气管插管的引导管。

（1）喉罩的缺点：①缺乏良好的气道密封性，对气道不能起保护作用。②正压通气时增加气体泄漏可能性。③不能绝对保证气道通畅。④小儿喉罩易发生位置不正（尤其是Size1）。

（2）置喉罩方法：在合适的吸入麻醉诱导或静注丙泊酚麻醉后插入喉罩，插入前检查气囊，完全抽瘪气囊进行润滑，插入时可将喉罩面向上沿着上腭盲探插入至咽喉部，直至感到阻力，气囊充气，检查通气情况。在儿童也可试用另一种方法，即喉罩面朝下，气囊部分充气，当插到咽部时旋转180°，对喉罩进行正确调整时，喉罩管子上的黑色指示线应位上门齿的中点。

（3）拔除喉罩：手术结束时，喉罩可以在保护性反射恢复以后或在深麻醉下拔除，麻醉状态下拔喉罩很少发生气道并发症和氧饱和度下降，但之后必须面罩给氧直到患者能维持较好的通气。

（二）麻醉期的通气模式

小儿全麻过程中发生呼吸抑制是非常常见的，麻醉医师可根据具体情况采取各种通气方式。

（1）自主呼吸：对于短小（<30分钟）且对呼吸循环等不产生明显影响的外科操作（如体表的小手术）的麻醉过程可保留自主呼吸。婴儿和大小孩在面罩吸入麻醉中呼吸变化表现为前者潮气量明显下降，分钟通气量无明显变化，后者均无明显影响。麻醉可采用面罩自主呼吸，因其产生气道并发症最低。但对婴幼儿尤其是新生儿并不主张，可采取控制或辅助呼吸。近年在喉罩下自主呼吸或进行辅助呼吸的日见增多，但进行控制呼吸正压通气则需谨慎。

（2）控制呼吸：术中使用肌松药、外科操作复杂、时间长（>30 分钟）、对呼吸循环等内环境产生明显影响等情况均应采取控制呼吸，通气方式可根据具体情况采用 IPPV、PEEP、SIMV、PCV 等。

（三）静脉置管

择期手术的患儿可在吸入麻醉诱导后建立静脉通路。留置导管的内径必须能满足输液的需要，可参考患儿的疾病状况和手术操作进行选择。除非麻醉前已存在严重的失血失液，否则儿童选用 20G、婴幼儿选用 22～24G 套管针可以满足常规择期手术的需要。因为婴儿较小就选择小号的套管针，这种观点是错误的。如果没有可穿刺的部位或遇穿刺困难，可考虑选择中心静脉或静脉切开置管。

根据手术要求决定穿刺部位，如腹部巨大肿瘤手术，静脉穿刺最好选择上肢外周静脉、颈内静脉或锁骨下静脉，以备术中阻断下腔静脉时，液体、血制品及药物能及时进入体内。同样，纵隔肿瘤患儿的静脉穿刺部位建议选择下肢，这样即使因手术需要阻断上腔静脉，也不会影响液体输入。

（四）手术体位

（1）肢体的摆放：婴儿和儿童由于皮下脂肪的相对缺乏、肌肉组织的欠发育及神经血管构建在很表浅的位置，体位摆放不正确时极易受伤。用海绵、橡胶、棉花和毛巾做的垫子可以使手术床坚硬的表面变软，阻止发生压伤，特别是长时间手术时。患儿不要躺在硬性物体上，身下不要留有任何管线，尤其要注意肱骨和股骨等神经表浅部位的保护，避免增加意外受伤的风险。婴儿肌肉组织欠发育，而肌腱和韧带允许较大的弯曲，可使肢体处于不正常的位置。

（2）特殊体位的摆放：婴儿及儿童摆放特殊体位如俯卧位、侧卧位和截石位时应特别小心，不合适的垫卷会挤压或牵拉患儿纤细的肌体结构，增加损伤的风险。婴儿通常腹部较大，在俯卧位时要把肩部和骨盆充分垫高，不要影响患儿呼吸。

（3）头部的保护：头圈或半圆形的头垫要与患者的头型相匹配，以防止眼部或耳部受压。长时间手术过程中要间断性转动患儿的头位以确保其头部的软组织不受伤。

五、围麻醉期监测

（一）监测标准

为了降低麻醉相关并发症，1986 年 Harvard 教学医院提出了术中监测的最低标准，后来被美国麻醉医师学会（ASA）接受并修改。

ASA 最初规定了一系列监测项目，包括观察胸廓的运动、呼吸囊活动或用心前听诊器监听呼吸音和使用 CO_2 监测。这些标准虽不是最理想的，但却是客观的，并可以被一般的麻醉医师掌握。最近指南的观点是“应连续监测呼气末二氧化碳分压（$PetCO_2$），除非由于患者病情、手术或仪器本身使监测无效”。

ASA 标准特别规定氧合、通气、循环和体温要进行“连续性的”评估，特别强调了临床评估要与监测技术相结合。虽然还没有规定使用任何一项特殊的手段或仪器，但 ASA 标准极力推荐使用定量方法，如脉搏氧饱和度（SpO_2）、$PetCO_2$，不推荐光靠望诊和听诊来评价心肺功能。自 20 世纪 80 年代起，在美国，所有的患者使用 SpO_2、$PetCO_2$ 监测已经成为麻醉监测工作的一部分。规定 SpO_2、$PetCO_2$ 监测必须列入常规。麻醉医师应遵守这些标准，以期将麻醉相关的不幸事件降到最低。

（二）临床观察

（1）SpO_2：从麻醉诱导一直到离开恢复室均应持续监测 SpO_2。SpO_2 探头需位于透光度良好的位置，如耳垂、手指、手掌、脚趾、足踇等，一般耳垂的反应性较手指快，外来光和压迫探头均会影响其读数的准确性。SpO_2 对绝大多数低氧血症均能早期作出反应，其波形还可反映患者的循环状态。如果 SpO_2 降低，首先应检查患者情况，然后（如有必要）再看设备有无问题。应该注意 SpO_2 的滞后现象，即血中氧饱和度发生快速变化时，而 SpO_2 常常不是立即随之变化，有滞后几秒，因此小儿氧合情况的观察，除 SpO_2 外，还应密切观察口唇、肤色等变化。

（2）听诊（胸前或食管听诊器）：心前区（或经食管）听诊在儿科麻醉中是非常有用的。心前区听诊器放置在胸骨左侧第 3、4 肋间，食管听诊器的正确放置法是边放置听诊器边听诊，将其放置在心音及呼吸音最清晰的位置。

（3）血压：测血压应选择宽度适合的袖带（相当于上臂长度的 2/3），太窄或太宽会造成血压过高或过低，新生儿袖带 4cm 宽。麻醉中，小儿的血压不可缺少，应列为必备的监测项目。

（4）心电图：麻醉小儿严重的心律失常并不多见，但应注意，小儿缺氧时出现心率减慢，则意味着严重缺氧引起的心肌氧供不足，离心脏停搏常常不远了，需立即查明并处理。

（5）体温：所有全麻患儿均应监测体温。

体温监测的方法：儿童可监测腋下温度，所得温度低于中心温度 0.5℃。婴幼儿以及大手术的小儿，可监测食管或直肠温度，探头需置于食管下 1/3 处，带温度探头的食管听诊器则应置于心音最响处，食管温度能迅速反映心脏及大血管内血液温度变化。直肠测温对体内温度变化反应慢，温度准确性易受探头位置和直肠内粪便的影响。鼓膜温度最能反映脑内温度，应注意避免鼓膜及外耳道的损伤。

保暖的方法：①手术前准备时，手术室温度＞24℃，手术台变温毯调节到40℃并在其表面铺两层棉布，准备暖身毯或类似的保温设施。②手术中，可用红外线取暖灯，应注意距离，头部可戴上棉帽，静脉液体和吸入气体应加温（36℃），皮肤消毒液也应加温（40℃），放置吹热风的暖身毯。③手术后，麻醉苏醒期使用红外线取暖器，术后转运婴儿至麻醉恢复室、ICU、返回病房途中，应将婴儿放置在保暖箱。

术中体温过高的处理：手术中如保暖措施应用过度可发生体温过高，应积极加以调整，当然术中的致热性反应（如感染性器官的手术操作、输血反应等）也可发生体温增高，但很少发生恶性高热。

（6）$PetCO_2$：$PetCO_2$ 对判断通气是否合适、气管插管是否成功、辨别显著的代谢及心血管变化情况以及诊断麻醉通气系统的错误是非常有意义的。婴幼儿由于通气量较少，其采样管的位置比较讲究，对所有使用部分重复吸入环路（如 T 形管）的婴幼儿（体重常＜12kg），应在气管内采样，这样才会比较准确。使用循环式（非重复吸入）环路，则在气管导管接头处采样，可获得满意的结果。

（7）尿量：大手术、低血容量性休克或肾功能有损害均应记录尿量。

（8）中心静脉压（CVP）：可通过颈内或颈外静脉置管测压，但颈外静脉测压可靠性差，常用于输液和给药。估计术中有大出血和（或）心功能受损的均应监测 CVP。

六、苏醒及拔除气管导管

（一）小儿拔除气管导管的标准

小儿拔除气管导管的标准有：①肌力恢复足够，以保证拔管后呼吸道开放。②出现规则的呼吸节律。③意识恢复完全，呼吸道保护机制出现。前两条可在停用麻醉药物或使用拮抗剂后迅速恢复，而第三条出现最晚。

（1）规则的呼吸节律：停用全身麻醉药物并使用拮抗剂后，小儿很快出现自主呼吸。刚开始呼吸可能是规则的，但随着意识的恢复，会出现不规则的呼吸抑制和对气管导管刺激的咳嗽。此时应快频率手控呼吸（＞30 次/min）并使用高吸气压力以保证胸廓起伏运动。只有当小儿呼吸规则，维持正常血氧饱和度，麻醉医师才应考虑拔管的下面两条标准。

（2）足够的肌力：手术结束时肌力的恢复取决于停用麻醉药物的时间、最后一次给肌松药的时间以及拮抗剂的使用。所有中长效的非去极化肌松药都应使用抗胆碱酯酶药来拮抗其残余肌松作用，给药时间至少距离最后一次肌松药 15～20 分钟。大多数小儿在使用拮抗剂后迅速恢复肌力，有条件时，可监测四个成串刺激（TOF）反应作为评估肌力恢复的客观指标，临床上常也采用“抬腿征”来反映小儿能够在拔管后达到充分的肌力以保持呼吸道通畅和维持足够通气。最大吸气负压＜－25cmH_2O 和潮气量＞15mL/kg 也同样反映小儿肌力恢复足够。健康的小儿一般不需要 TOF 监测肌力恢复情况。

（3）意识恢复：意识恢复通常在全身麻醉苏醒阶段最晚出现。只有小儿意识恢复才能保证有规则的呼吸节律和正常的气道保护性反射。在小儿，通过观测自发睁眼、揉眼或哭闹等来判断是否清醒，而不应将无意识的反射（如试图拔管）作为苏醒的指标。总的来说，留置气管导管太久不会造成伤害，而拔管过早会造成伤害。在留置气管导管期间尽可能减少伤害性刺激，任其自然清醒后吸净气道内分泌物即予以拔气管导管。

拔管后出现呼吸抑制，不推荐使用正压通气，而应抬下颏和托下颌以保持气道通畅。大多数情况下，小儿能够在 1 分钟内恢复自主呼吸而不发生缺氧，少数小儿需正压通气，喉痉挛时应迅速使用小剂量丙泊酚（1mg/kg）或琥珀胆碱（0.2～0.3mg/kg），必要时再行气管插管。

（二）拔管时机

1. 拔管条件

在拔除气管插管前患儿需具备：①维持足够的通气量，不出现反常呼吸。②产生足够的吸气负压以防气道闭合。③能持续产生强直收缩。④大腿抬高能保持 10 秒并能维持髋关节的屈曲。⑤抬头和（或）有力咳嗽。

患儿清醒后可进行下列动作：①会挤眉弄眼和（或）扮鬼脸。②自主睁眼。③完成有目的的动作如试图拔除气管插管。

在恢复足够的神经肌肉功能及具备拔管的条件时，麻醉医师必须做出最后的判断。拔管时机应该是以仔细的临床观察为基础，而不是单纯依靠神经刺激器或其他监测。

2.“深麻醉”拔管

较大的婴儿及儿童在一定麻醉深度下拔除气管插管时，要求使用足够的吸入或静脉麻醉药，以免发生呛咳及喉痉挛。这种方法常用于高气道反应性、上呼吸道炎症、预计可能会出现呛咳或喉痉挛或在拔管时已经反复出现喉痉挛的患儿。且患儿一般情况较好，拔管后没有通气困难，手术部位不在口腔及咽喉部。但在考虑使用这种方法之前，麻醉医师应明确患儿的呼吸道能否通过面罩或喉罩较好地维持通气。当使用七氟烷或地氟烷时，可以安全地进行深麻醉下拔管，拔管后患儿会很快清醒。

（三）转送至麻醉后监护室

当通气满意后，患儿（带管或不带管）就可以转送至麻醉后监护室（PACU）。麻醉恢复期是小儿麻醉的高危期，因为小儿比成人更容易发生呼吸道问题。国外文献报道，因呼吸问题导致围术期心搏骤停将近有 50%发生在麻醉恢复期。

（1）运送途中：当转送患儿时，要拉起护栏，确保系紧约束带以防发生意外。如果在转送过程中患儿出现躁动，要加以简单的限制以防发生严重的损伤。转送过程中，清醒及活动的患儿要观察其腹部和胸廓的运动、气体交换、口唇甲床和皮肤的颜色，而对于嗜睡状态的患儿要用听诊器监测心率和呼吸音。

（2）在 PACU：患儿到达 PACU 后，麻醉医师需要确认患儿呼吸道通畅，通气量足够，并测量血压、心率、呼吸频率等生命体征后，再向 PACU 护士交班。如有特殊护理，麻醉医师应下医嘱。如已拔管，应置患儿侧卧位，给予面罩吸氧，清理舌体和分泌物，保持气道通畅及防止误吸。患儿需用暖毯覆盖以减少热量的丢失。当患儿各方面情况稳定后，麻醉医师才可离开 PACU。

第三章　疼痛的治疗

第一节　疼痛治疗概述

疼痛是人体受某种伤害刺激而产生的一种不愉快的感受和情绪体验。是临床许多疾病、创伤所表现的症状。疼痛已被现代医学列为继呼吸、脉搏、血压、体温之后第五大生命体征。为疼痛患者提供治疗，是全世界医疗服务的共同目标。麻醉科医师运用所熟悉的各种麻醉药物和方法，进行疼痛治疗，目前已成为麻醉学科的重要任务之一。麻醉学科所开展的疼痛治疗具有以下特点：①通过针灸、药物和理疗等一般疗法不能奏效。甚至由于疼痛不堪忍受，而影响生活、工作、休息（卧床不起）等而求治。②采取特殊解痛方法才能达到治疗目的，且治疗效果奇特。

一、疼痛机制

1．闸门控制学说

为较有说服力和可以解释某些疼痛反应的学说。认为刺激粗纤维可有“关闸”，即镇痛作用；刺激细纤维则有开闸，即致痛作用。

2．调节机制学说

体内存有对疼痛系统进行调节的机制，如下行抑制通道和在脊髓后角处司掌“阐门开闭”的 T 细胞皆可释放脑啡肽、阿片肽等以缓解疼痛。

二、疼痛评估

麻醉科医师在诊治疼痛病人时，需做出疼痛的定性诊断，也需要正确测定疼痛的强度、范围及持续时间，做出定量的诊断。疼痛定量测量法如下。

1．口述分级评分法（VRS）

以形容词来描述疼痛程度，有 2 种：①4 级评分法：0 级，无痛；Ⅰ级，轻微痛；Ⅱ级，中等痛；Ⅲ级，剧痛。②5 级评分法（1～5 分）：1 分，轻微疼痛；2 分，不适痛；3 分，具痛苦感的痛；4 分，严重痛；5 分，剧烈痛。

2．数字评分法（NRS）

用 0～10 之间的数字来描述病人疼痛程度，0 为无痛，10 为剧痛。

3．视觉模拟评分法（VAS）

是国际上最常用的疼痛定量测量法，采用一条 10cm 长的尺，两端标明 0 和 10 的字样。0 端代表无痛，10 端代表剧痛。让患者在尺上标出自己疼痛的相应位置，医师测量出疼痛强度的数值，进行评分。现已制造出疼痛评定游动尺，具有指标客观、测量方便、敏感、可靠等，但需要患者具有一定的理解能力。

4．行为疼痛测定法（BRS）

此法将疼痛分为 6 级：1 级，无疼痛；2 级，有疼痛但可被忽视；3 级，有疼痛，无法忽视，不干扰注意力；4 级，有疼痛，无法忽视，干扰注意力；5 级，有疼痛，无法忽视，影响日常生活；6 级，剧烈疼痛，无法忽视，需休息，或求医诊治。

5．PrinCe-Henry 评分法

用于术中疼痛的评分，分为5级（0～4分）。0分，咳嗽时无疼痛；1分，咳嗽时疼痛；2分，深呼吸时疼痛，安静时无疼痛；3分，静息时轻微疼痛，可忍受；4分，静息时剧烈疼痛，难以忍受。

三、治疗

治疗目的是：①消除和减轻疼痛的感觉和反应；②改善血液循环，特别是局部小血管功能和微循环；③解除骨骼肌或平滑肌痉挛，松解局部组织挛缩；④改善神经营养恢复功能；⑤精神心理社会因素的治疗，忘却疼痛，转移注意力，精神放松等；⑥改善全身状态或主要脏器功能；⑦破坏神经传导功能和痛觉中枢。方法如下。

1．药物

为首选方法，常用药有镇静药、精神安定药、非类固醇抗炎药及麻醉镇痛药等。使用镇痛药步骤，除恶性肿瘤外，不得首选吗啡类药物。尽量采用口服法，注意合理搭配，扬长避短，定时服药，不应“需要时服”，经常调整或交替使用。增强效果，降低不良反应。对不良反应做预防性处理，选择麻醉性镇痛药要留有余地。

2．神经阻滞

包括蛛网膜下腔和硬膜外腔神经阻滞术，星状神经节阻滞，腹腔丛阻滞，臂丛阻滞等都是最常用的区域镇痛方法，麻醉治疗疼痛把此措施作为最主要的治疗方法。

3．物理疗法

用冷、热、超声、电刺激、针灸、按摩、推拿等。

4．外科手术

如经皮脊髓束切断术和经皮垂体破坏术。

5．精神心理治疗

心理疗法，提高明显低落的情绪，建立战胜疾病和疼痛的信心。

疼痛科住院治疗的主要业务内容如下：①颈、腰椎间盘突出症：在CT或C形臂X线引导下行颈、腰椎间盘突出症髓核溶解疗法、射频微创神经介入镇痛术、介入加臭氧治疗。②三叉神经痛：药物或温控射频电凝术、在 CT 引导下行三叉神经半月神经节毁损治疗顽固性三叉神经痛。③晚期癌痛：对恶性癌痛采用在影像引导下神经毁损治疗。④带状疱疹疼痛及带状疱疹后遗神经痛：如采用影像引导下神经毁损治疗等。⑤交感神经相关性疾病：采用 CT 引导下交感神经阻滞或毁损治疗，控制和改善脉管炎等疼痛。

四、常用镇痛药物

（1）麻醉性镇痛药：又称阿片类镇痛药，通过内源性阿片受体起作用。阿片受体的内源性配体包括脑啡肽，β-内啡肽及强啡肽。包括吗啡、哌替啶、芬太尼类、双氢埃托啡（DHE）等。主要用于中度或重度急性剧痛和晚期癌痛治疗的首选，有成瘾性。

（2）非麻醉性镇痛药：又称非阿片类镇痛药。常用药有阿司匹林、布洛芬和酮洛酸等，有镇痛、抗炎、解热和抑制前列腺合成等作用。用于中等强度急慢性疼痛治疗药物的重要组成，如头痛、炎性痛、软组织痛、转移性骨痛和关节痛等。有胃肠道反应、胃出血及再生障碍性贫血等不良反应。

（3）精神神经安定药：为镇痛治疗的辅助用药，如吩噻嗪类、丁酰苯类、苯二氮䓬类，以镇静等作用增强镇痛药的效果。

（4）解痉药：主要为颠茄类药，能松弛内脏平滑肌，而解除内脏痉挛，以缓解疼痛。

（5）血管扩张药：对血管痉挛导致的缺血性疼痛有一定的镇痛效果和治疗作用。如烟酸、罂粟碱、妥拉苏林等。

（6）神经破坏药：多为强灭菌剂或防腐剂，可导致神经细胞脱水、变性、坏死，从而丧失其传导功能，以达到长期镇痛的目的。常用药物为无水乙醇和苯酚。也可配制成 5%、10%及 15%苯酚甘油液。

（7）组织松解药：包括酶制剂和免疫抑制药。有泼尼松龙、地塞米松等，一般与局麻药配成混合液，有助于抗炎、利尿和减轻神经组织水肿等。

（8）其他：包括氯胺酮、曲马朵、B 族维生素类和局麻药等。

五、治疗机构类型

（1）疼痛诊所：包括疼痛门诊和病房，一般由麻醉科负责。

（2）治疗中心：有麻醉科医师、神经科医师、心理治疗医师及临床科的医师等参与疼痛治疗工作。

（3）研究中心：包括有基础和临床医师共同参与、研究和治疗疼痛业务工作，如国际疼痛研究会及其分支等。

六、治疗范围

目前采取以神经阻滞为主的疼痛治疗范围，包括慢性痛、急性痛和恶性痛：①中枢及周围疾病，如头痛、偏头痛、肌紧张性头痛、外伤性头痛、腰穿后头痛、三叉神经痛、肋间神经痛、坐骨神经痛、神经病理性疼痛、神经损伤后疼痛、中枢性疼痛、糖尿病性神经痛、交感神经相关性疼痛、复杂的局部疼痛综合征、带状疱疹性神经痛及面神经痛等。②骨关节软组织疾病，如肩周炎、腰背痛、关节痛、软组织扭挫伤、颈椎病、腰腿痛、腰椎间盘突出症、足跟痛、下颌关节功能紊乱综合征、退行性骨关节炎等。③神经性麻痹，如面神经麻痹、面肌痉挛、肢体知觉障碍、运动麻痹及复杂性局限疼痛综合征（CRPSI）等。④神经血管障碍性疾病，如血管闭塞性脉管炎、幻肢痛、突发性耳聋、眩晕等。⑤急性内脏痛，如急性心绞痛、肠绞痛、胆绞痛、肾绞痛及痛经等。⑥软组织痛，如网球肘、软组织损伤、韧带炎、腰背肌炎、筋膜炎、梨状肌综合征、纤维肌痛组织疼痛，急慢性腰扭伤，腰肌劳损、棘上棘间韧带扭伤、手术后疼痛。⑦恶性痛，癌痛。⑧妇产科痛，如分娩痛、无痛人流、痛经、慢性盆腔痛等。⑨无痛腔镜检查，如胃镜、支气管镜、宫腔镜检查等。

第二节　术后镇痛

中、大型手术后患者会出现切口疼痛，若患者经济条件许可并有术后镇痛要求者，可行术后急性镇痛治疗。即术后常选病人自控镇痛技术（PCA 技术），以最小的剂量达到最佳的效果。

一、疼痛机制

术后急性疼痛可分为生理性疼痛和病理性疼痛，前者指损伤局部刺激所致疼痛；后者指手术部位炎性反应或神经损伤所引发的疼痛。

术后镇痛的基本目的一样：①选择个体化镇痛方案，减少痛苦和不适，使医疗技术更为人道化。②使不良反应减少，减轻由疼痛带来的焦虑、恐惧、无助、失眠等，有助于术后康复。③减少术后因疼痛而不敢用力呼吸、咳嗽及变动体位；分泌物不易排出，引起肺不张和肺部感染等术后并发症。

（1）切口痛：切口本身的伤害感受器激动产生痛感，与伤口部位、伤口大小、波及范围及疼痛强度有关。不同部位的手术切口，术后疼痛程度有差异。

（2）肌肉痛：肌肉损伤所产生的疼痛，疼痛可引起肌痉挛，使肌梭紧张产生疼痛。这一因素致使患者不敢活动。

（3）内脏痛：肠痉挛、肠胀气使肠壁牵张感受器受刺激而产生钝痛。

（4）运动：如体位变动、咳嗽等对切口和肌张力的影响而促发疼痛，其程度较静止时更重。

二、治疗

1．口服

一般认为对术后中、重度急性疼痛患者不宜采用口服镇痛药物。仅在其他途径用药后期作为追加给药方式。常用的口服麻醉性镇痛药物有美施康定，非麻醉性镇痛药吲哚美辛、布洛芬、曲马朵等。

2．皮下注射镇痛

皮下注射阿片类镇痛药能起到良好的镇痛效果。可选用吗啡、芬太尼、美沙酮等镇痛药。

3．肌内注射

与口服给非阿片类药相比，肌内注射非阿片类镇痛药物后起效快，易于迅速产生峰作用。其缺点有注射部位疼痛，患者对肌内注射的恐惧，血药浓度的波动会影响效果。

4．静脉注射

单次小剂量静注镇痛药可迅速产生镇痛效果，但血药浓度变化大，安全性差，作用时间短等原因不宜用于镇痛。持续输注血药浓度波动小，维持时间长，但蓄积作用不容忽视。

5．神经阻滞镇痛

为术后急性疼痛治疗提供帮助的是精益求精的连续区域镇痛技术。

（1）肋间神经阻滞：主要用于胸部切口镇痛，常选用布比卡因或罗哌卡因。

（2）椎旁阻滞：可阻滞迷走神经以外的所有疼痛感觉神经纤维。

（3）臂丛神经阻滞：主要用于上肢术后镇痛。可置管分次或连续注射。

6．椎管内注药镇痛（PCEA）

镇痛药注入鞘内或硬膜外隙弥散入脑脊液后，直接作用于脊髓后角胶状质中的阿片受体而产生镇痛作用。与病人自控镇痛相结合，因其有众多优点，是当前以麻醉为基础的急性疼痛治疗的重点，国内 1994 年引进 PCA，PCEA 现应用普遍。

（1）常用药：目前所用药物已为联合用药、品类较多，应持慎重态度。①阿片类药，术后 2 天或数日连续注入阿片类药物为最常用的术后镇痛药，如吗啡、芬太尼、哌替啶和曲马朵等。公认吗啡效果最佳。②局麻药，PCEA 中使用 LA 联合阿片药优点很多，一般选用脂溶性布比卡因 0.125%～0.25%，或罗哌卡因 0.15%～0.2%浓度，与阿片类药合用。③氯胺酮，硬膜外隙注入 10～30mg 可产生良好镇痛，但持续时间不定，为1.5～5.5 小时。是脊髓水平作用，还是全身效应，尚有争议。④可乐定，硬膜外隙注入 75～100μg 可产生一定的镇痛作用，但强度有限，多联合其他镇痛药，对血流动力学有一定影响。⑤曲马朵：输注入硬膜外隙 50～100mg，镇痛效果 92.8%，疼痛完全缓解85.7%，持续 11 小时左右，无成瘾性，耐药性低、无呼吸抑制。最多见并发症是恶心、呕吐、嗜睡和尿潴留。⑥激素，氢化可的松 25～50mg 或地塞米松 5～10mg 加入 0.5%利多卡因，或 0.125%～0.25%布比卡因 10mL 输注入硬膜外隙。起消炎止痛、松解粘连神经根作用。⑦B 族维生素：维生素 $B_1$50～100mg 和维生素 B_6 100～200mg 减低神经系统的应激性，维持神经的正常功能；维生素 B_{12} 250～500μg 也起营养神经和调整作用，增强镇痛效果。

（2）椎管内给药方法：分单次、分次及连续输注等方法。①单次鞘内给药，0.2～4mg 吗啡，用 0.9%的盐水 5～10mL 稀释后注入，作用时间可达 6～24 小时，或 6.25～100μg 芬太尼，作用时间 2～4 小时。其特点是操作简便，用量极小、镇痛效果充分。但不能重复给药。②连续脊髓给药镇痛，仅需硬膜外镇痛药量的 1/10～1/15；镇痛时间可调节；心血管系统稳定。但对导管要求高、有潜在的感染危险。③分次间断硬膜外腔给药，吗啡 2～5mg，或芬太尼 50～70μg，或哌替啶 20～60mg 均用 0.9%盐水稀释成 10mL，分次间断从导管注入。易于操作，不需特殊设备，但不良反应发生率高。④连续硬膜外注药，吗啡 0.05～0.1mg/mL＋布比卡因（0.125%～0.25%）或罗哌卡因（0.15%～0.2%）；芬太尼 5～10μg/mL，或舒芬太尼 1μg/mL＋布比卡因（0.125%～0.25%），或罗哌卡因（0.15%～2%）；给予 5～10mL 负荷量后；继以 3～6mL/h 输注。避免血药浓度波动，不良反应少，易于维持及管理。但需特殊输注设备，应用不能普及。⑤骶管阻滞，成人应用少，在儿童 0.25%布比卡因 0.75～1mL/kg，可产生 T_{10} 以下的镇痛作用，达 4～6 小时。⑥患者自控给药，按需求给药，止痛效果好，但需特殊设备的注药泵。吗啡负荷量 2～5mg，PCA 2mg。⑦PCEA 优点：镇痛完善；病人可早期下床活动；阿片类药物使用量小；较少发生术后恶心呕吐和过度镇静；有阻滞交感神经作用，迷走神经相对兴奋，肠蠕动增强，减少阿片类药致便秘的发生；对呼吸系统影响小，病人可以深呼吸、咳嗽，故呼吸系统及心血管系统并发症少。

（3）椎管内镇痛的影响因素：①麻醉性镇痛药性质，水溶性吗啡，易扩散，平面广，对穿刺点无严格要求；脂溶性芬太尼，置管位置应邻近切口区域。②剂量：镇痛范围、强度与剂量正相关，但大剂量时使不良反应明显增加。③联合用药，麻醉性镇痛药与局麻药混合后最具代表性，其镇痛作用大增。④给药方式，PCEA 连续给药比单次给药的效果理想。

（4）椎管内镇痛并发症及防治：①呼吸抑制，硬膜外镇痛期间发生率，为 0.1%～0.2%，近年在 PCEA 方法的发生率为 0.01%～0.08%。表现为镇静逐渐加深，呼吸频率进行性降低。出现时间有两个高峰，即给药后 1 小时和 6～12 小时。处理：为呼吸支持，纳洛酮 0.1～0.4mg，少量分次静注，必要时以纳洛酮 0.4mg 加入 5%葡萄糖溶液 500mL 中，缓慢静脉输注。②尿潴留，发生率 15%～25%，男性发生率高，可给予纳洛酮 0.1～0.4mg 静脉注射，必要时采取导尿，亦可硬膜外同时注入东莨菪碱 0.1mg 加以预防。③恶心、呕吐的发生率为 20%～50%，多发生于给药后 6 小时。发生后给灭吐灵 10～20mg，或氟哌利多 2.5～5mg 静注。或昂丹司琼（枢复宁）4～8mg 静注。或阿扎司琼 5～10mg 静注。④皮肤瘙痒的发生率高达 45%～100%，多出现在给药后 3 小时，应首先排除麻醉镇痛药过敏。与局麻药合用可减少发生率，可用抗组胺药异丙嗪 25mg，或纳洛酮 0.1～0.4mg 静注。或丙泊酚 10mg 静注。

（5）可行走的硬膜外镇痛技术：1998 年美国学者 Nancy Oriol 教授又创始了“可行走的硬膜外镇痛”技术用于分娩，L_3～L_4 或 L_4～L_5 行腰段硬膜外置管；经管注入试验量 1.5%利多卡因 3mL，观察 3 分钟以除外药物入血或入蛛网膜下腔，如无异常，注入首次负荷量 0.04%布比卡因 15mL＋芬太尼 1.7μg/mL＋肾上腺素 1.7μg/mL 后立即以每小时 15mL 的速度输注以上镇痛液。可缓解疼痛但同时能保证正常肌力，故可以行走。

7. PCA

由患者依据自身的疼痛需求，控制镇痛药（时机、速度及次数）的方法，即病人自控镇痛。

（1）分类：PCA 可分为静脉 PCA（PCIA）、硬膜外隙 PCA（PCEA）、外周神经阻滞 PCA（PCNA）和皮下 PCA（PCSA）。

（2）给药模式：①单纯 PCA，病人完全自控，感觉疼痛时可自行按压单次给药钮。②持续给药＋PCA，用持续方法给一定剂量的基础药物，感觉疼痛时自行给药。③负荷剂量＋持续剂量＋PCA（简称 LCP），先给一个负荷量，再给持续剂量的药物，病人感觉疼痛时再自行给药。④神经阻滞＋PCA，在手术结束时先行区域性神经阻滞，再使用上述模式的 PCA，这样可明显减少镇痛药的用量。PCEA 临床应用方便、安全，阿片类药与局麻药联合使用发挥协同作用。

（3）用药剂量：①PCIA：吗啡 1mg 或哌替啶 10mg，锁定时间 5 分钟。可合用酮洛酸，以减少阿片类药的用量，提高镇痛效果。合用氟哌利多 1～3mg 或昂丹司琼 4mg，以减少 PCA 治疗期间的恶心呕吐。合用新斯的明 1mg，增强镇痛效果，减少不良反应。详见（表 3-1）。②PCEA：可选用 1%利多卡因＋芬太尼 2.5μg/mL，每次给药 4mL，锁定时间 15 分钟；或 0.125%～0.25%丁哌卡因（布比卡因）＋吗啡 2mg，或芬太尼 0.1mg。或罗哌卡因 0.2%10～20mL 首次量，追加 0.2% 10～15mL 或 0.2% 6～14mL/h 持续输注，或 0.1%罗哌卡因与芬太尼合用。

表 3-1　PCA 所用阿片类药物推荐剂量

药物	浓度/（mg・mL-1）	单次注量/mg	锁定时间/min
吗啡	1	0.5~2.3	5~8
哌替啶	10	5～25	5～15
氢化吗啡酮	0.2	0.05～0.25	5～10
美沙酮	1	0.5～3.0	8～20
芬太尼	0.01	0.01～0.02	3～10
舒芬太尼	0.002	0.002～0.005	3～12
阿芬太尼	0.1	0.1～0.2	5～8

续表

药物	浓度/（mg·mL-1）	单次注量/mg	锁定时间/min
喷他佐辛（镇痛新）	10	5～30	5～15
纳布啡	1	1～5	5～15
叔丁啡（丁丙诺啡）	0.03	0.03～1	8～20

（4）参数设置：由医师设置。①负荷剂量，为迅速达到镇痛所需的血药浓度，即最小有效镇痛浓度（MEAC），在开始PCA之前给予一个较大的首次药量，称为负荷量。②指令剂量（DD）或单次给药剂量，为最佳的治疗效果维持量。③锁定时间，系指两次用药之间的时间间隔。目的是短时间内重复用药，不致用药过量。锁定时间的设定应考虑到镇痛药的起效时间，临床上的锁定时间不能太长，否则泵入用药只能达到治疗浓度以下水平，而不能达到有效的镇痛。④剂量限定（DL）或最大剂量，病人之间的剂量范围，吗啡每小时0.4～5.25mg，芬太尼每小时0.15～1.8mg不等。以防止单位时间内用量过量，PCA泵具有最大剂量的设定程序，以1小时或4小时为间隔来限量，增加了安全性。⑤背景泵注，以低剂量恒速输注，维持稳定的血药浓度。减少按压次数，减少用药量，增强镇痛效果。

（5）PCA的优越性：①病人自控是最大好处。②可获得更恒定的血药浓度，少量药即能得到令人满意的镇痛效果。③可改善夜间睡眠质量，PCA克服病人需求镇痛药物的“日轻夜重”现象。④增加患者舒适感，病人最终所需阿片易获得满意止痛的满意率高。⑤持续镇痛，PCA持续的给药，达到了维持较为理想的血药浓度，避免了间断肌注或静注给药时的血药浓度的明显波动而持续镇痛。⑥防止过量用药，PCA给药剂量准确、效果可靠、安全性高，镇痛药及其浓度已预先由麻醉科医师设置好，PCIA给药容量仅为0.5mL，并有锁定时间，既能保证镇痛效果，又不会造成用药过量，故安全性高。提高了患者生理的稳定性和生活质量。⑦减少术后并发症，PCA术后镇痛改善了患者的恐惧及紧张情绪，减少围术期应激反应，生理功能稳定；病人可早期下床活动，主动咳嗽排痰等，降低了肺部并发症的发生。⑧减轻了术后护理工作，PCA比肌注法止痛质量高，药量小，无肌内注射痛苦，减轻了护士间断多次为病人注射止痛的工作量，深受护士和病人欢迎。⑨方便，不需要电源、体积小、便于携带、操作方便、为一次性，不需要维修和再利用。

（6）适应证：PCA在镇痛领域发挥着独特的作用，具有广泛的应用前景。PCA适应证广泛，适应于各种痛症。①术后镇痛。②晚期癌痛。③慢性疼痛急性发作，如腰痛、下肢痛急性发作。④产科镇痛。⑤小儿镇痛，应用者＞4岁。⑥其他，包括创伤、烧伤、神经灼痛和频发心绞痛用硝酸甘油效果欠佳者等。

（7）禁忌证：有些病人不适合选用PCA镇痛。①对镇痛药过敏或有严重不良反应者；②无法理解PCA或无法配合者，如精神病、智力低下或拒绝使用者；③既往有吸毒或不当使用者。

8．术后镇痛管理

（1）计划性：不想当然，早已有计划，达最佳镇痛效果。

（2）合理性：强调个体化用药，不同患者选不同药物，选更敏感的、更安全的、更合适的阿片类药。

（3）安全性：无副作用或少副作用，做好防治。

第三节　分娩镇痛

在分娩时，宫缩疼痛可提示产程启动，但宫缩疼痛剧烈时对母婴会带来不良影响。分娩镇痛是指应用各种镇痛方法消除分娩时的疼痛，或将分娩疼痛降到最低限度，目标要求：①对母婴影响最小；②简便、起效快和作用可靠；③满足整个产程镇痛的需要；④避免运动神经阻滞、不影响宫缩和孕妇运动；⑤孕妇清醒，可自动参与分娩过程；⑥必要时满足手术要求。

1853 年 Snow 首先用氯仿无痛分娩，但缺乏安全性。20 世纪曾将吗啡与东莨菪碱用于无痛分娩，因对胎儿有呼吸抑制的缺点而停用。目前用法较多，各有利弊。通用法为：①非药物镇痛，仅用于产痛轻微的孕妇，包括按摩及抚摸、水中分娩、经皮电神经刺激、音乐疗法、催眠术、精神预防性无痛法和针刺镇痛法；②镇痛药镇痛，包括用咪达唑仑等镇静药，分娩第 1 期后半期至第 2 期用哌替啶、吗啡、曲马朵等镇痛药，但镇痛药对胎儿呼吸有较大影响；③麻醉无痛法完全可达到或接近分娩镇痛这一目标。

一、解剖生理

支配子宫收缩的运动神经，是由 T_4～T_{10} 发出的交感神经。其感觉神经是由 T_{11}～T_{12} 发出的交感神经，支配子宫体。子宫下部、宫颈部、产道的运动和感觉神经是由 S_2～S_4 发出的副交感神经支配。阴道、会阴部的感觉神经是由 S_2～S_5 发出的脊神经支配。分娩时疼痛是因子宫收缩引起的阵痛。疼痛从分娩第 1 期初开始，逐渐增加。到第 2 期终末，大致是呈直线增强。进入第 3 期则急剧减轻。主张产程开始即行镇痛。

二、麻醉方法

1．局麻

局麻药不影响宫缩和产程，不抑制胎儿。对母子都安全，更适用于合并心、肺、肾功能不全的产妇。

（1）宫颈旁阻滞：适用于第一产程，止痛效果为 82%，疼痛减轻率为 97%。当宫口开大 3～4cm 时，于膀胱截石位的 3 点和 9 点处，用 0.5% 普鲁卡因，毒性低、容易在血内和胎盘内分解。或 1% 利多卡因 10mL，每点注射。注药前先回抽注射器芯，一侧阻滞后，观察胎心 10 分钟，无不良反应后再阻滞另一侧。有 20% 产妇有一过性宫缩变弱，1%～4% 有一过性胎心变慢。禁用于胎儿宫内窒息、妊娠高血压综合征、糖尿病及过期妊娠等产妇。

（2）阴部神经阻滞：使软产道松弛，无痛。截石位，在左侧肛门与坐骨结节之间做一皮丘，穿刺针刺入，触到坐骨棘尖端时退针少许，并转向坐骨棘尖端内侧 1cm 处，有突破感（穿过骶棘韧带），回抽无血时注入 1% 利多卡因或 1% 普鲁卡因 10mL，同样至外侧注入 10mL。

2．连续硬膜外阻滞

为镇痛效果最好、镇静作用最小、最常用的无痛分娩法。对宫缩无影响；对于不规则宫缩，硬膜外分娩镇痛打断了剧烈产痛导致的恶性循环可以调整宫缩，使宫缩变得规律。多在宫口扩张、活跃早期、宫口开大3～4cm时进行。

（1）一点穿刺置管法：L_3～4或L_4～5间隙穿刺，向头置管3cm。注入1%利多卡因5～15mL。或0.25%布比卡因5mL。阻滞平面在T_{10}～S_2。或0.25%布比卡因3mL中加芬太尼10mg（推荐芬太尼浓度为0.5μg/mL）。或0.0625%～0.125%布比卡因或0.1%～0.2%罗哌卡因加芬太尼1～2μg/mL（或舒芬太尼0.25～1μg/mL）持续输注。

（2）两点穿刺法：选L_1～L_2穿刺，向头置管3cm；L_4～L_5穿刺，向足置管3cm。阻滞范围：上管T_{10}～L_2脊神经，下管S_2～S_4脊神经。常用1%利多卡因或0.25%布比卡因。在胎儿监测仪和宫内压测定仪的监护下，产程进入第一期，先经上管注药，1次4～10mL，以解除宫缩痛。产程第一期后半期做下管给药，1次5mL。根据产痛情况及阻滞平面可重复用药。阻滞平面在T_{10}以下，对宫缩无影响。适用于初产妇，子宫强直性收缩，阵痛剧烈的产妇尤为适应。对先兆子痫产妇兼有降血压和防抽搐功效，但局麻药中禁用肾上腺素。本法禁用于原发和继发性宫缩无力、产程进展缓慢，及有仰卧位低压综合征的产妇。也可PCEA方式用药设定负荷量和维持量。

（3）麻醉管理：①加强监测，准备急救设备。阻滞平面不能超过T_{10}，密切观察产程进展，宫缩强度，监测产妇血压和胎心等。肛查初产妇宫口开至6～7cm，经产妇宫口开至3～4cm时，开始镇痛阻滞。若阻滞用于第二产程时，因腹直肌和肛提肌松弛，产妇往往屏气无力，引起第二产程延长，需产钳助产。要注意掌握给药时间、用药量和必要的相应处理。②禁食。注药时间应在宫缩间歇期和产妇停歇期。③用药量应比正常病人减少1/2～2/3。④置入硬膜外导管易损伤血管，可加速局麻药吸收而致中毒反应，或阻滞效果不好，故置管时应轻巧。⑤应严格无菌操作，防止污染。⑥操作前先了解孕妇病史并行体检。凝血功能障碍、低血压、颅内占位病变或颅内压增高等产妇、穿刺部位感染、宫缩异常、头盆不称、骨盆狭窄畸形、前置胎盘、羊水过少和有分娩大出血可能者应禁用。⑦防治低血压，静脉输注贺斯等预处理，预防下腔静脉压迫综合征，对低血压者，必要时静注麻黄碱5～10mg。

（4）PCEA：是非常有效的分娩镇痛技术。优点：药物剂量最低，自己给药灵活性和良好的机动性，降低医护工作量。背景量4mL/h；推注量5mL；锁定时间：5分钟；限度：24mL/h。0.125%罗哌卡因，2μg/mL芬太尼。

3．腰-硬联合镇痛

用于产程的早期或晚期。早期舒芬太尼5μg或芬太尼25μg。接上硬膜外导管，内加入相应药物。

4．骶管阻滞

主要用于第二产程，以消除会阴痛。消除来自S_2~S_4的宫颈及低位产道的疼痛。产妇有规律地出现宫缩痛，排便、排尿或留置导尿管，肌注阿托品0.5mg。肛查当初产妇宫口开至6～7cm，经产妇开至3～4cm，穿刺成功后，注入1%利多卡因10～30mL。应严格无菌操作。穿刺部位严格消毒，用消毒棉敷盖，以防羊水污染。其他注意事项同硬膜外阻滞。

5．全麻

（1）吸入麻醉镇痛法：吸入低浓度的吸入麻醉药，单独应用或与区域阻滞或局部阻滞合用，以减轻宫缩痛的方法。用于有一定程度的疼痛而又拒绝椎管内镇痛的孕妇。注意事项：勿使产妇意识消失；更应避免深麻醉和长时间麻醉，保证产妇安全；避免胎儿呼吸抑制；防止宫缩减弱无力。所有吸入麻醉药均可通过胎盘屏障作用于胎儿，因其过量吸入后不安全，且污染空气，目前少用。

（2）常用方法：①氧化亚氮，适用于第一产程或第二产程，产妇自持麻醉面罩置于口鼻部。在宫缩前 30 秒吸入 50%氧化亚氮，深呼吸 3 次后，改用 70%氧和 30%氧化亚氮吸入，待产痛消失后，移除面罩。氧化亚氮不影响宫缩及产程，不影响血压，要严格控制吸入浓度，避免缺氧，对母婴均安全。②用循环紧闭式麻醉机和氟烷吸入挥发器，于宫口开全时开始吸入，阵痛时吸入 0.5%～2%氟烷，阵痛间隙期吸氧，随时观察监测血压、脉搏、呼吸及宫缩情况。血压恢复后再吸入 0.5%氟烷，低血压时改吸氧。易使宫缩受抑制，产妇睡眠为其缺点。③恩氟烷和异氟烷，适应于第二产程，吸入 0.5%恩氟烷和 0.2%～0.7%异氟烷，可取得满意的镇痛效果。

第四节　小儿疼痛治疗

一、分型

小儿疼痛一般分为急性疼痛、周期性疼痛和慢性疼痛。

（1）急性疼痛：除术后疼痛外，由定位准确的组织损伤（如骨折）引起，随着创伤的愈合而减轻。

（2）周期性疼痛：又称周期性疼痛综合征，是一种反复发作的或有固定间期的疼痛，如头痛、腹痛、四肢痛等，多见于健康儿童，是一种功能紊乱，治疗要从多种因素考虑才能彻底缓解。

（3）慢性疼痛：由损伤或某种疾病引起，或没有明显损伤，也表现这种疼痛。许多疾病可引起小儿慢性疼痛，如恶性疾病就是其中一种。

二、特点

1．敏感性

同样的刺激，不同小儿对其反应的疼痛敏感性不同，有两方面影响因素。

（1）稳定因素：年龄、性别、认知水平、疼痛病史、家庭背景及文化背景。

（2）易变因素：智能、行为及情绪等。

2．麻醉性镇痛药和局麻药

小儿对麻醉镇痛药和局麻药有其特点，分述如下。

（1）麻醉性镇痛药：婴幼儿用大量芬太尼麻醉，安全有效，但有呼吸抑制，需长期机械呼吸。呼吸抑制在小儿（3～5 岁）及青少年组、婴儿组 3 组中是相同的。新生儿药物分布容积较大、药物清除率较低，清除半衰期较长，＜3 个月婴儿对麻醉性镇痛药可能较为敏感，应用时应严密观察患者。

（2）局麻药：新生儿及婴儿的细胞外液容积、心脑血流量均比成人多，心脑是局麻药中毒反应的潜在部位，改变血流从理论上可影响药物不良反应的发生率。成人比小儿药物清除率（CL）较快、稳态分布容积（VDSS）较大。婴儿和小儿局麻药毒性反应是由于药物过量、静脉内注射或不能代谢正铁 Hb、注药部位的吸收过快作用所致。肋间神经阻滞及气管内用局麻药吸收最快，血中浓度最高。气管内用利多卡因，婴儿年龄越小，血浓度越高。骶管及皮下用药的血浓度仅次于肋间阻滞或气管内用药。小儿阻滞麻醉与全麻合用，有助于预防局麻药的中枢神经系中毒反应。大容量药物注入骶管内可产生高位阻滞，导致呼吸功能不全。丙胺卡因可产生正铁 Hb，<6 个月婴儿不宜用丙胺卡因。利多卡因长期应用其代谢产物有明显毒性，可增加局麻药中毒机会。

三、疼痛程度评估

小儿疼痛的评估比较困难，更需要严密的观察，准确的评估，一般根据如下。

（1）小儿主诉：小儿的痛觉主诉，7～8 岁或以上可描述疼痛的程度。

（2）间接观察：4～8 岁小儿虽然不能准确地描述疼痛，但可通过母亲、医师及护士的观察来了解病情。

（3）生理指标：血压、心率和呼吸的改变，心率增快为敏感指标。

（4）行为表现：哭、躁动、身体移动、面部表情和声音特征等来反映其痛苦程度，对新生儿评估行为改变较有价值。

（5）视觉模拟尺（VAS）：用于>6 岁能合作的小儿，VAS 前要教给小儿会理解不同刻度和图像的意义，标尺以 0 至 10 表示不痛至剧痛，标尺刻度旁并画有易为小儿理解的笑及哭的面谱示意图，让患儿在标尺上指出自己的疼痛程度。

四、治疗原则

（1）阶梯给药：根据小儿的疼痛程度（轻、中、重），依次选择不同程度的镇痛药（对乙酰氨基酚、可待因、吗啡），也称三阶梯给药法。

（2）定时给药：给药时间是恒定的，4～6 小时 1 次，以药物的作用时间及患儿的疼痛程度决定给药间歇时间，不主张按需给药。以产生持续的镇痛效果，避免剧痛出现。

（3）口服给药：小儿最简单、有效的给药途径为口服，其优点为在用药的同时，再不会给患儿带来痛苦。因小儿害怕注射疼痛而否认存在的疼痛或拒绝用药。轻度疼痛口服，中、重度疼痛静注。

（4）个体化给药：小儿的用药量应根据每一个小儿的具体情况而定，即使同一种疾病，同一疼痛程度，用药量也不一定相同。如何充分满足个体化给药的要求，应定期监测患儿的疼痛程度，及时调整用药量，方能彻底缓解疼痛。

五、治疗

1．药物治疗

常用药物可分两类。

（1）NSAID（非类固醇抗炎药）：对乙酰氨基酚是小儿应用最普遍的镇痛药，又名扑热息痛、退热净，每次 15mg/kg，每 6 小时 1 次。因抑制中枢神经系统环氧酶，而抑制前列腺素和血栓素的合成，产生镇痛作用。本药不良反应少、不抑制呼吸、无中枢作用、无成瘾性，应用较大剂量［160mg/（kg · d）］仍属安全。主要用于术后轻度疼痛或术前预防性应用。吲哚美辛、萘普生等 NSAID 药也常被选用。作为麻醉性镇痛药的一种补充，可用于术后镇痛，并减少术后麻醉性镇痛药用量。

（2）麻醉性镇痛药：适应于小儿严重疼痛或手术后疼痛，目前推荐持续输注阿片类药，镇痛效果好，不良反应少。不用肌注法，单次静注血内浓度不恒定，且易引起呼吸抑制。>1 个月龄婴儿

10～30μg/（kg·h）吗啡持续用药可提供充分的镇痛，又不致引起呼吸抑制，而1～7天新生儿吗啡用量5μg/（kg·h），输注速应降低。且用药剂量比传统方法大，这被认为是以往剂量不足的标志。但应加强对患儿的观察监测。小儿阿芬太尼输注推荐剂量5～10μg/（kg·h）。

2．患者自控镇痛（PCA）

＞4岁可应用PCA。在患儿进入麻醉恢复室（PACU）或ICU后立即实行。

PCAplus推荐剂量（吗啡输注）：负荷量0.1mg/kg，静注。维持量15～20μg/（kg·次），间隔15分钟1次，4小时最大总量150～300μg/kg。必要时，可持续输注吗啡，速度20μg/（kg·h），PCAplus 10μg/kg。

3．硬膜外或骶管内镇痛

用于胸腹部、骨科、泌尿外科及截肢等大手术后。吗啡0.04～0.05mg/kg＋生理盐水5～10mL，或0.03mg/kg氟哌利多＋吗啡0.04mg/kg＋生理盐水5～10mL注入硬膜外腔。合用布比卡因，单次推注0.5～1mg/kg、持续输注0.4mg/（kg·h），可延长手术后镇痛时间。PCEA吗啡加入0.125%布比卡因，以1～4μg/（kg·h）或芬太尼加入0.125%布比卡因以0.2～0.8μg/（kg·h）输注。

4．超前镇痛

术前用局麻药行切口浸润，在小儿有超前镇痛的效果，全麻在局部神经阻滞的基础上进行，会减轻术后疼痛。

六、麻醉管理

（1）做好心理治疗：镇痛治疗事先应做好心理治疗，做好家属的安慰解释工作，以取得积极支持与配合。

（2）预防局麻药中毒：婴幼儿体重小，应用局麻药必须特别注意剂量，以免发生中毒。

（3）应加强监测和观察　＜6个月婴儿应用阿片类镇痛药，作用时间延长，不良反应增多，应慎用。吗啡持续输注，需密切观察呼吸功能。如果用阿片类镇痛药，且在药效高峰期无不良反应，可增加原剂量50%。

（4）预防硬膜外镇痛并发症：小儿同成人一样若用吗啡则需持续行呼吸监测。加强无菌管理，预防硬膜外脓肿等。小儿硬膜外阻滞穿刺要用小儿穿刺针，以减少损伤。对瘙痒、恶心、尿潴留及呼吸抑制等并发症要在预防的基础上，加强监测，针对性进行适当处理。

第五节　癌性疼痛治疗

癌性疼痛是当今医学的重要课题。控制癌痛对提高癌症患者生活质量具有重要的意义。消除患者疼痛，缓解痛苦，使患者离去时能感到人间的温暖和关爱。癌痛的治疗是麻醉科医师的任务之一。

一、原因

癌痛的发生是多因素共同作用的结果。

1．心理因素

癌痛有器质性因素，更有心理性因素。癌症患者的情绪、心理上的孤独感、恐惧感、丧失生理功能的自卑感，对死亡的不安感等都是增强疼痛的因素。

2．机体病理因素

80％晚期癌症患者有剧痛。国际上把癌痛原因分四类。

（1）直接癌症引起：如癌的组织毁坏、压迫、浸润和转移所致、占癌痛的68％。即原发性原因。

（2）与癌转移相关：如肿瘤侵犯骨骼、空腔脏器等。占20％，即继发原因之一。

（3）癌症治疗后所致：如手术瘢痕、放疗致骨坏死、化疗后的末梢神经疼痛及乳房切除术后疼痛等，占11％，为继发原因之一。

（4）与癌无关的疼痛：因骨关节炎、肌痛和糖尿病性神经病等，占1％。

3．机体衰弱因素

除心理、躯体的因素外，还包括社会的和精神的因素。癌症引起机体的焦虑、无助、失眠、无力、衰弱、压疮、便秘等也引起疼痛。

4．癌浸润因素

癌浸润是癌痛的主因之一，通过四种方式致痛。

（1）神经浸润：①神经鞘内的纤维神经被绞窄，或是致痛物质引起，或是神经营养血管被癌细胞闭塞后，致神经纤维缺血而疼痛；②当癌转移至椎骨或肋骨时，对神经根或肋间神经形成压迫，或癌浸润到腹膜、后腹膜、胸膜和胸壁者，产生顽固性疼痛，病人感觉有刀割、针刺样的，或性质呈锐痛的神经样疼痛，并向体表神经分布范围放散；③癌浸润至腹腔神经丛、肠系膜神经丛和骶神经丛时，发生C纤维性疼痛，即疼痛部位不确切，周期性反复，呈持续性的钝痛。但也有癌肿转移到感觉神经末梢存在处皮肤时，或累及感觉神经，并已转移到脊髓后角、脊髓丘脑路径和丘脑时，却不发生疼痛的病例。

（2）管腔脏器浸润：癌瘤浸润到管腔脏器，并使其通过障碍时所产生的疼痛，无明显的定位，有周期性的反复发作；常伴有恶心、呕吐、冷汗等表现，故称癌性内脏痛。

（3）脉管系统浸润：癌瘤压迫、闭塞或浸润动脉、静脉、淋巴管时，可引起疼痛。间歇性跛行症时，有缺血性疼痛。静脉或淋巴回流障碍出现明显肿胀后，致痛物质聚集此处而产生疼痛。动脉闭塞致局部缺血或坏死时，引起剧痛，合并感染发生炎症时，疼痛更加剧。

（4）骨浸润：原发性或转移性骨肿瘤均有难以忍受的疼痛。骨膜的感觉神经末梢、骨髓和哈佛管中的感觉神经产生疼痛；骨髓内压的变化，骨膜受刺激而产生的骨骼痛，为钝痛、定位不明确，伴有深部压痛。

二、治疗

（一）药物治疗原则

选择适当的药物和剂量。要遵循五条原则给药。

（1）口服给药：癌痛应首选口服给药途径，无创伤性，便于长期用药，口服极少产生精神依赖性（成瘾性），或身体依赖性（＜0.1％）。不能口服的病人才考虑其他用药途径。

（2）按时给药：制定的用药时间是恒定的，有规律地按时给药，如4～6小时1次；或连续给药。提高镇痛效果，减少不良反应。

（3）阶梯给药：即从无创伤性和低危险性开始，过渡到创伤性和较高危险性。疼痛时先用非阿片类镇痛药＋辅助药；疼痛不缓解或加剧时用弱阿片类镇痛药＋非阿片类镇痛药十辅助药；疼痛不缓解或加剧时，用强阿片类镇痛药十非阿片类镇痛药＋辅助药，直至癌痛缓解。依据为 WHO 推荐的癌性疼痛“三阶梯疗法”。

（4）个体化给药：用药量应根据每个患者具体情况而定。用药量因人而异。

（5）实际疗效给药：应重视治疗的实际镇痛效果，注意用抗焦虑、抗抑郁和激素等辅助药物，以提高镇痛效果。

（二）镇痛药

根据“三阶梯疗法”。

（1）第一阶梯——解热镇痛药：用于轻度癌痛者，①阿司匹林，100～250mg 口服，每 4～6 小时 1 次，有胃肠功能紊乱、大便出血等，若＞4g/d，不良反应增加，为轻度癌痛治疗的代表药物；②扑热息痛（醋氨酚），500～1000mg 口服，每 4～6 小时 1 次，不良反应有肝脏损害作用，是目前治疗轻度癌痛的主要药物；③其他：去痛片、布洛芬、萘普生和吲哚美辛等也常选用。

（2）第二阶梯——弱阿片类镇痛药：当用解热镇痛药癌痛不缓解时，或中度癌痛者，可加用以下弱阿片类镇痛药。①可待因，30～60mg 口服，每 4～6 小时 1 次，不良反应有便秘，是用于中度癌痛的代表药物；②氨芬待因（含可待因 8.4mg 和对乙酰氨基酚 500mg），1～2 片口服，每 4～6 小时 1 次，不良反应有便秘、肝损害、头昏、恶心、呕吐等；③氨芬待因Ⅱ号（含可待因 15mg 和对乙酰氨基酚 300mg），1～2 片口服，每 4～6 小时 1 次；④强痛定，30～90mg 口服，每 4～6 小时 1 次；100mg 肌注，每 6～8 小时 1 次；⑤曲马朵，50～100mg 口服，每 4～6 小时 1 次，不良反应有纳差、头昏、恶心、呕吐、多汗、偶有心慌、气短；100～200mg 肌注，每 6～8 小时 1 次。②③④⑤是治疗中度癌痛的主要药物。也可选高乌甲素注射液等。

（3）第三阶梯——强效阿片类镇痛药：当应用弱效阿片类镇痛药无效时或重度癌痛者，用强效阿片类药物。①吗啡，首次给药 5～30mg 口服，个体差异大，应调整适当剂量，以完全控制癌痛，每次 4～6 小时；也可用吗啡缓释片，不良反应有便秘、恶心、呕吐、头昏、呼吸抑制等。吗啡是治疗重度癌痛的标准药和主要代表药物。吗啡缓释片，1 片，每 12 小时 1 次，个别 8 小时 1 次。不能口服的病人，采用皮下注射或肌注 5～15mg，或直肠用药，但缓释片不能经直肠和阴道用药。用量以解除疼痛为准，一般 200～300mg/d，甚至 1g/d。癌痛一旦控制，即用缓释片，将每天总量分 2 次给药。②哌替啶，首次给药 50～100mg 口服，每 3 小时 1 次，当不能口服时，也可肌注 1～2mg/kg。不良反应有恶心、呕吐、呼吸抑制、中枢神经中毒症状（如震颤、烦躁、抽搐）。③当吗啡不能控制癌痛，或出现严重不良反应时，也可选用丁丙诺非、美沙酮、非那佐辛、阿法罗定等。

（4）麻醉拮抗性镇痛药：镇痛效果强而呼吸抑制作用少，如在临床应用的喷他佐辛（镇痛新）、环佐辛、丁甲吗啡喃、丁丙诺非等。

（三）辅助用药

可用于三阶梯治疗的任何时期，起到增强镇痛效果、治疗癌痛综合征的某些症状、减低及解除阿片类药物的副作用等。

（1）抗惊厥药：常用卡马西平 300～500mg/d、苯妥英钠 100～200mg，3 次/d 等，对针刺样疼痛有效。

（2）精神治疗药：常用奋乃静30～60mg/d、丙米嗪50～75mg/d、氯丙嗪50～800mg/d，氟哌啶醇4～60mg/d、羟嗪50～100mg/d、地西泮7.5～15mg/d和阿米替林75～150mg/d，起到抗焦虑，止吐和止痛作用。

（3）激素：泼尼松20～80mg/d和地塞米松2.5～20mg等可加强止痛作用。

（四）神经阻滞

癌痛治疗中用神经阻滞疗法对某些顽固性癌痛效果好。为“三阶梯原则”的补充。

（1）蛛网膜下腔阻滞：除面部癌痛外，患者其他部位均可应用。选定椎间隙穿刺点，分次注入10%酚甘油0.2～0.4mL，间隔10分钟，直至疼痛彻底消失及所需范围阻滞满意为止，总量0.7～1.4mL。患者取45°斜侧卧位，注入酚甘油后，保持原体位30～60分钟，继而平卧24小时。主要用于单侧躯干体壁癌性剧痛。治疗后基本不痛占65%，疗效持续2个月以上达10%。

（2）腹腔神经丛阻滞：患者俯卧位，选取L_1椎体，用长10cm 7号针于正中旁开7cm及L_1椎体中部进针，滑过L_1椎体前外缘，继深入1.0～1.5cm，经透视证实后双侧各注入0.5%利多卡因10mL，患者出现腹痛缓解，血压下降等，表明穿刺针位置正确，后再在两侧各注入无水乙醇15～20mL，注完后立即平卧，监测脉搏、血压，及时开放静脉快速补液，嘱患者平卧12小时。适应于上腹部癌痛，疼痛消失达95%。

（3）硬膜外阻滞：适当的间隙，置入硬膜外导管5cm，先注入1%利多卡因5mL，证实导管位置正确后，选用吗啡3mg或丁丙诺非0.1mg，用10mL生理盐水稀释后注入硬膜外隙，复现疼痛时再注入同量药物。镇痛效果可靠，一般于15～30分钟缓解；应用范围广，如颈、胸、腹及盆腔以下的癌痛，早期镇痛时间长，可达12～14小时，1周后止痛时间缩短，血压下降少见。

（4）脑下垂体阻滞：将神经破坏药注入于脑下垂体，破坏垂体而达到止痛作用。用于癌痛治疗。实际上是脑下垂体破坏术（NALP），称为脑下垂体阻滞。在局麻下进行有一定优点，但因使患者恐惧，现在多数不用局麻，而在全麻下进行。氟烷或芬太尼常被选用，维持浅全麻状态下，可在注入乙醇时观察瞳孔的变化。也选短时效的静脉麻醉，不做气管内插管，因刺入蝶鞍部的操作可在10分钟内完成。操作中，定时测血压，当注入乙醇的过程中血压有上升趋势时，应停止注入乙醇，以防止血压剧升而致大出血；如早期发现尿崩症，需留置导尿；如早期发现体温上升，应进行体温监测；有条件时，做视觉诱发电位记录，依此发现眼神经和视交叉的障碍，一般不必要。操作前测定好穿刺针所能容纳的容积。患者仰卧位，头下放圆枕，以防头动，术者站位于患者的头侧。取12cm 16G脑下垂体穿刺和19G外套针各1根，分别取出针芯，冲洗内腔。用收敛药收缩鼻黏膜，暴露筛骨和蝶骨凹陷部作为穿刺点。调整X线透视装置，能做左右透视的位置上，一般X线装置放在足部，以便术者容易看见；在X线电视荧光屏监视下，经鼻孔向蝶鞍正中刺入，当针到达蝶窦之后，洗净窦内，将针尖紧贴于鞍底；把16G针的针芯取出后，放入19G针（比16G针尖再向前突出8mm），用锤子轻轻叩打，此时19G针就进入鞍内，距外鼻孔11cm。接注射器，回抽吸无血、脑脊液后，使麻醉清醒。做前后、侧X线摄片，重新确定针的位置准确无误；检查瞳孔反应、眼球运动、视野，证明无异常后，缓慢注入乙醇2mL（或6%酚甘油液加甲泛葡胺3.75g混合液），5分钟后拔针。针位置正确时，可觉得注入乙醇有轻微的阻力。阻滞后送回病房或ICU，24～48小时观察有无鼻出血、瞳孔左右差异、眼球运动、视野差异、体温、尿量等。注意补给激素，氢化可的松

500～1000mg，静注，5～7 天后改为 300～500mg，根据不同情况，有的于蛛网膜下腔注入氢化可的松 50～100mg；阻滞后 5～7 天需用抗生素，阻滞当日静注头孢菌素类；根据患者情况输液，补充维持量的细胞外液制剂。如果 1 次脑下垂体阻滞不能祛痛时，待 3～14 天后，从对侧鼻孔行第 2 次阻滞。经几次阻滞后获祛痛效果。判断阻滞祛痛效果的标准，根据患者主诉分 3 级。即效果显著，原有疼痛完全消失；有效，疼痛虽有明显减轻，但还有疼痛；无效，与往常一样，疼痛无改变。临床祛痛成功率 85%，祛痛持续时间，最短 1 天，最长 2 年，一般均能持续>1 周。阻滞有暂时性头痛、食欲亢进、情绪高昂。尿崩症发生率为 50%，一般 2 周后消失。

（5）脑神经阻滞：颌面痛选三叉神经阻滞，喉癌、上颌癌选用上颌神经、下颌神经阻滞；范围广者选用半月神经节阻滞；舌咽神经阻滞。

（五）腰部交感神经阻滞

该阻滞作为对下肢痛、血行障碍等疼痛的治疗而被广泛应用。在 X 线透视下指导操作，判断阻滞部位，可达到预期的效果。CT 下腰部交感神经阻滞使安全性和有效性提高。

1．适应证

（1）末梢血行障碍及疼痛性疾病：血栓闭塞性脉管炎、雷诺病及综合征、糖尿病性坏死、下肢难治性溃疡、下肢多汗症、大腿股骨头无菌性坏死、急慢性动脉闭塞症、闭塞性动脉硬化症等。

（2）反射性交感神经萎缩症，外伤后灼痛、幻肢痛、带状疱疹后神经痛（下肢部）、脊椎术后下肢痛等。

（3）癌症性疼痛。

（4）下肢真菌症等。

2．阻滞方法

分为傍脊椎法和经椎间盘法。

（1）傍脊椎法：病人取侧卧位，在透视下按照椎体前后方向判明针的位置，从正中线外 7～8cm 做记号，在记号点置一持针器，尖端的投影像与椎体的轮廓重叠来调节斜位角度，使目标椎体影像清晰为止。以记号为穿刺点，穿刺针刺入，达到目标深度后，针尖进入骨膜而呈固定状态，针的角度朝着斜面调节前进；进针时的针抵抗感十分重要，大时针向椎体侧，小时针朝外侧，针就能与椎体保持良好的接触状态。针进入椎体前缘一定深度后，注入造影剂和局麻药混合液。摄其侧面像。良好的造影从正面像上没有超过椎体外侧缘的部分，侧面像也没有向椎间孔流的迹象。15 分钟无下肢皮肤、肌张力低下的情况，即注入无水乙醇或酚甘油，每一阻滞点 1～3mL，安静休息 30 分钟。易引起阴部大腿神经的神经炎，需注意。

（2）经椎间盘法：病人俯卧位于透视台，腹部下方置枕，减少腰椎的前弯曲。术者位于阻滞侧。在 L_2～L_3 的水平椎间关节面较与矢状面接近，关节未向外突出，由后方经椎间盘穿刺容易。从正中线2.5～4cm 的外侧取穿刺点。在背腹方向透视下，由穿刺点向椎间关节裂隙稍外侧进针，触及下位腰椎关节的上关节突，略微拔出针，再稍向外侧刺入。沿上关节突的外侧面滑动进针，感到与骨性组织有贴附黏着状，即针触及椎间盘后外侧。出现放射痛时针已触及神经根，立刻将针拔回，并改变方向，从神经根的内侧、同时由尾侧向椎间盘内进针，有到椎间盘表面的感触时，将针向椎间盘内刺入 1～1.5cm，腰深部一过性钝痛，为椎间盘表层的窦椎神经受刺激所致。透视或 X

线摄像确定针尖位置，如针尖位置合适，注入造影剂与局麻药的混合液 3mL，5 分钟后无神经学异常时，注入无水乙醇或酚甘油 1～3mL。

以上两种方法有一定的危险性，可诱发和促进椎间盘炎、椎间盘变性、神经根损伤等并发症，及腰动脉损伤等。

（六）外科手术

（1）脊髓后正中后索点状切开术：是选择性切断了脊髓中间部传导内脏痛觉的神经纤维。治疗宫颈癌、肺癌和胃癌晚期腹部内脏痛，效果肯定。

（2）脊髓止痛手术：根据癌性内脏痛的不同部位和特点，行脊神经根切断术、脊髓前外侧束切断术和脊髓前联合切断术。应慎重选择。

第六节 慢性疼痛治疗

在应用综合措施治疗的同时，慢性疼痛治疗不仅在于消除或减轻疼痛，提高生活质量，而且更强调正常生理及心理功能的恢复。慢性疼痛是指持续 1 个月以上（过去为>3 个月）的疼痛。

一、头面部疼痛治疗

（一）偏头痛

该病为一种发作性疾病，间歇期无任何症状。该病反复发作，多数病人有家族史。疼痛程度、发作频率及持续时间因人而异。

1．病因

①颅内外血管的异常收缩、扩张；②血管壁中 5-羟色胺蓄积；③遗传因素。

2．诊断

①头痛局限于一侧。②扩展于面、颈、肩等很像非典型性面痛。③疼痛为搏动性，似在头痛中出现节律性搏动。④发病前有先兆症状：如情绪变化、倦怠、视觉或感觉异常、恶心、呕吐等。⑤疼痛发作可持续几小时或数天，有时为双侧性。⑥EEG 可排除癫痫，CT 排除颅内占位病变。

3．治疗

药物治疗：用解热镇痛药，阿司匹林 0.3～0.6g 口服，每日 3 次，用于急性发作。或酒石酸麦角胺，每次 0.25mg，皮下注射，每小时 1 次，共 2 次；口服或舌下含 2mg，每小时 1 次，最高达 8mg；或二氯麦角胺，每次 1mg，肌注，每小时 1 次；或麦角胺 1mg 或咖啡因 100mg 发作时口服。或 5-羟色胺拮抗药、二甲新碱。或用癫痫抑制药，苯妥英，100～300mg，每日 3 次；卡马西平（酰胺咪嗪）200mg。若头痛剧烈，上述药物不能缓解时，哌替啶 50mg＋咪达唑仑 5mg 肌注。

神经阻滞疗法：行星状神经节阻滞，或三叉神经 1 支阻滞，或枕后神经阻滞，或蝶腭神经阻滞。

（二）紧张性头痛（肌收缩性头痛或心因性头痛）

1．病因

①头颈项部的肌挛缩、血管的扩张或收缩；②精神紧张；③工作习惯致颈项肌紧张。

2．诊断

（1）早晨发作，下午最重，无明显缓解期。从两侧枕部至颞部、额部的持续性压重感，伴头痛。

（2）疼痛性质为钝痛、胀痛，头部有压迫感或紧缩感；对活动无影响；颈、项、肩胛背部肌肉变硬。

（3）有时伴枕部痛、偏头痛。

（4）注意排除颈椎及椎旁组织器质性病变。

3．治疗

（1）一般治疗：消除紧张情绪，指导其戒烟。

（2）药物治疗：用解热镇痛药（阿司匹林、布洛芬），或镇静药的苯二氮草类（安定），或中枢性镇痛药。或抗抑郁药，如阿米替林25mg，睡前服，每3～4天增加25mg；多塞平25～50mg，3次/d。

（3）神经阻滞疗法：选用局麻药局部浸润，或枕大小神经阻滞，或星状神经节阻滞，最有效。

（4）物理疗法。

（三）从集性头痛

1．病因

以前称为“周期性偏头痛性神经痛”“组胺性头痛”“偏头痛性睫状神经痛”，是一种偏头痛的变异型，即血管性偏头痛。不明病因，是多因素作用结果。

2．诊断

（1）头痛发作有一短暂的从集发作期，疼痛位于一侧眼眶，波及颜面，为重度疼痛，伴随自主神经症状，如流泪、结膜充血、流涕、眼睑下垂、瞳孔缩小等。

（2）发作时头痛剧烈，持续15分钟到3小时，每日1或2次，从集期与缓解期交替，从集期1个月～3年。

（3）注意与三叉神经痛鉴别。

3．治疗

（1）药物治疗：用酒石酸麦角胺0.25～0.5mg口服或肌注，每晚1次，连用5天；或碳酸锂0.125g口服，每日3次；舒马普坦6mg，皮下注射，使80%以上病人15分钟内头痛缓解。或皮下注射。泼尼松龙，维拉帕米口服等。

（2）神经阻滞疗法：星状神经节阻滞等。

（3）氧吸入疗法：可用于发作期。面罩吸氧，流量7～10L/min，10～15分钟，可使60%～70%的病人疼痛缓解。

（四）心理性头痛

1．病因

很难找到确切原因的头痛。

2．诊断

（1）疼痛始于额、枕部，通常放散整个头部。

（2）持续时间长，很难从头痛中解脱。

（3）疼痛性质为“绑绞头部”或“刀割头部”样疼痛。

（4）排除头痛与颅脑、颈椎损伤或其他异常有关，并排除眼耳鼻疾病、肿瘤等器质性病变。

3．治疗

以综合治疗为主。①一般疗法：精神、心理疗法。②药物治疗：为口服解热镇痛药。③神经阻滞疗法。

（五）枕神经痛

1．病因

（1）原发性（持发性），为真性三叉神经痛。

（2）继发性，因各种原因的疾病所致、上位颈椎及其支持组织的并发症。

2．诊断

（1）多呈发作性，也有间歇性压重感和钝痛，发作时有放射痛、有时可呈搏动性疼痛。

（2）沿神经走行放散，时有三叉神经1支痛或结膜充血。

（3）感觉异常，接触头发或头部吹风时诱发疼痛。

（4）肩项背发硬、紧张、压痛。

3．治疗

（1）药物治疗。

（2）神经阻滞疗法：可选枕大、小神经阻滞，用局麻药反复进行，不用破坏性阻滞；或C_2、C_3神经阻滞；或星状神经节阻滞。

二、三叉神经痛治疗

三叉神经痛治疗又名“痛性痉挛”，俗称“疼痛之王”。可累及面部限于三叉神经的一支或几支分布区。

（一）特发性三叉神经痛

1．病因

病因不明。

2．诊断

主要靠临床症状。①发作性剧痛，发作期过后不痛，发作时如闪电或刀割般剧痛，持续几秒至数分钟。②有触痛点。说话、饮食、洗脸、刷牙、冷刺激等可诱发疼痛，轻触时也引起疼痛并放散。③30～40岁以上年龄人较多发，右侧多于左侧。④Ⅱ、Ⅲ支区或两者混合发生较多见。⑤感觉无异常，有时在受侵神经分支区域有感觉过敏或重压感，但很少见。⑥支配触痛点的三叉神经分支可行诊断性神经阻滞。⑦X线检查可排除继发性三叉神经痛。⑧抗痉挛药，如卡马西平诊断性治疗。

3．治疗

（1）神经阻滞疗法：可选支配触痛点神经分支行三叉神经分支阻滞，选用单纯局麻药，若效果不佳时改用乙醇阻滞。根据疼痛分布区域，采用相应的神经阻滞：Ⅰ支，眶上神经阻滞、滑车神经阻滞；Ⅱ支，眶下神经阻滞、上颌神经阻滞；Ⅲ支，颏神经阻滞、下牙槽神经阻滞、下颌神经阻滞。如上述措施均不佳，则由分支阻滞改为半月神经节3%～5%酚或5%酚甘油阻滞。

（2）抗痉挛药物：卡马西平200～400mg/d，可减轻发作，但停药后又恢复原状。或苯妥英

200mg，2/d，3 周内增加到 300～400mg，即可达到有效血浓度。若无缓解应停药。

（3）半月神经节阻滞：复发病例，大部分病例反复做阻滞后可治愈。若复发，下列情况下可行半月神经节阻滞：Ⅱ、Ⅲ支区的疼痛，且分支经反复阻滞后效果仍不十分满意者；两支分支以上同时发病者；患者为高龄者。

（4）射频疗法或外科疗法。

（二）继发性三叉神经痛

1．病因

病因较多，常见原因为肿痛、血管疾病、炎症（尤其是鼻窦炎）、全身性疾病、带状疱疹、神经炎、外伤等之后，继发性地发生三叉神经痛。

2．诊断

①持续性疼痛，有时为烧灼样。②无触痛点或不清楚。③除肿瘤、带状疱疹之外，一般好发于年轻人。④第 1 支发生率高，尤其伴发枕神经痛，称枕大三叉神经痛。⑤雷同伴有感觉异常，有时伴有邻近的脑神经发生异常。⑥用局麻药行三叉神经分支阻滞，此种诊断性阻滞后症状变轻的病例多，但原发疾病存在时，不久疼痛会复发。⑦需做详尽的耳鼻科、胸外科检查、明确病因。

3．治疗

①用局麻药行三叉神经分支阻滞。②星状神经节阻滞。③枕大三叉神经痛时，应并用枕神经阻滞。④根据病因，用消炎药及维生素类。⑤针对原因性疾病进行治疗。

（三）面肌痉挛

面肌痉挛又名面肌抽搐。系指一侧面部表情肌不自主抽动，而无其他神经系统病变。

1．诊断

①女性多见，中年后发病。②紧张或疲劳可诱发不自主、不规律痉挛，初期由眼匝肌开始，可逐渐累及同侧面部。③应排除面神经受压的颅后窝病变。

2．治疗

①药物治疗：早期可用镇静催眠药。②神经阻滞：可用面神经分支阻滞或眶上神经阻滞。③针刺治疗。

三、颈肩上肢疼痛治疗

（一）颈椎病

颈椎病又名颈椎综合征、颈肩综合征、颈肩手综合征，为常见病。

1．病因

主要由颈椎退行性、骨质增生、外伤等原因引起。

2．诊断

①疼痛、颈发酸、麻木、眩晕、耳鸣和听力减退、活动受限，常能找到数处触痛点。病人深感痛苦，影响工作和生活。②分为颈型、神经根型、交感神经型、椎动脉型、脊髓型、混合型六类。③骨质增生好发部位为 C_6、C_7、C_5，有时也发生在 C_3、C_4。④可经 X 线摄片、MRI 或 CT 确诊。

3．治疗

（1）一般治疗：休息制动。

（2）理疗：颈部牵引、针刺治疗。无效时采取。

（3）颈部硬膜外泼尼松混合液阻滞疗法：经 C_6～C_7 或 C_7～T_1 椎间隙行颈部硬膜外穿刺后，向头侧置管，注入 2%利多卡因 2mL＋泼尼松 2mL＋维生素 B_{12} 500μg＋维生素 B_1 50mg，生理盐水加至 10mL。注后平卧休息 20～30 分钟，每周 1 次，共 4 次为一个疗程。患者应住院，导管妥善固定，防感染。

（4）椎间隙或椎间关节泼尼松混合液阻滞：将泼尼松 2mL（62.5mg）加 1%利多卡因 4mL，共 6mL，注入到增生的颈椎椎间隙深处（黄韧带外侧）及椎间关节，每处 2～3mL。必要时可配合肩胛上神经阻滞（1%利多卡因 8～10mL），用触痛点注射（2mL）。用泼尼松混合液阻滞为每隔 4～6 天 1 次，其余治疗口单用局麻药阻滞，12 天为一疗程。

（5）硬膜外滴注疗法：于 C_6～C_7 或 C_7～T_1 穿刺，硬膜外置入导管后滴注，配方合剂 200mL：地塞米松 20mg＋维生素 B_{12}200μg＋维生素 C 200mg＋维生素 $B_6$50mg＋利多卡因 150mg＋生理盐水加至 200mL，滴速每分钟 30～60 滴。

（6）射频热凝术：是神经破坏性阻滞疗法，在 X 线导引下进行。

（7）乙醇阻滞术：穿刺成功后，先注入 1%利多卡因 3mL 试验量阻滞，观察无异常反应，注射无水乙醇 1～2mL。适用于诊断明确、反复注射治疗效果不持久、疼痛顽固发作，严重影响患者工作和生活者。

（8）手术治疗：用于颈椎间盘突出压迫神经根引起神经根损伤，或经各种非手术治疗无效者，有椎管内骨性异常卡压神经根者。

（二）颈臂综合征

从颈、肩起至上肢范围内，因种种原因而发生的自发性疼痛，称为颈臂综合征。

1．病因

①疼痛为主的颈肩的肌挛缩：肌炎、筋膜炎和重症肩僵硬等。②疼痛及运动受限：五十肩、肩关节周围炎。③疼痛及感觉障碍：颈椎间盘脱出、颈椎病致疼痛及感觉异常。④疼痛、感觉障碍及循环障碍：支配颈肩上肢的神经、血管受附近的肌、腱、骨的压迫所致者，常见有胸廓出口综合征，前斜角肌综合征。

2．治疗

（1）治疗原发疾病：颈部牵引、药物治疗和外科手术等。

（2）理疗：温热疗法、按摩、运动疗法、电针等。

（3）药物疗法：除恶性肿瘤外，常选用解热镇痛药，有时可并用可的松。如疼痛较重时可追加喷他佐辛、哌替啶等镇痛药；肩僵硬可用中枢性肌松药、精神安定药。

（4）神经阻滞疗法：①用局麻药局部浸润阻滞，以 0.5%利多卡因等低浓度局麻药，反复向挛缩僵硬的肌肉内浸润阻滞，适用于：肩僵硬、慢性颈部肌痉挛、纤维性变、前斜角肌综合征和扭挫伤等；②颈部硬膜外阻滞，在椎间盘脱出症，疼痛与肌痉挛等恶性循环，经硬膜外阻滞后可被阻断。对颈椎关节炎、带状疱疹、带状疱疹后神经痛及扭挫伤均为适应证；③颈椎旁颈神经阻滞也常被选用；④星状神经节阻滞，在臂丛及臂丛以下末梢神经外伤后的神经痛、灼痛患者，雷诺病、闭塞性脉管炎患者、幻肢痛患者和扭挫伤患者均可选用。臂丛阻滞用于臂丛及其以下的末梢神经外伤后的神经痛，经反复行臂丛阻滞后可获良效。而肩胛上神经阻滞，用于五十肩。

（三）慢性颈部肌痉挛（肩硬症）

1．病因

①综合因素：寒冷、不合理的姿势、过度疲劳和视力障碍。②职业因素：常年在固定姿势下工作的打字员、绘图员等职业疾病。

2．诊断

临床表现为肌肉僵硬、伴隐痛。当肌痉挛强烈时，疼痛从颈部就向枕部、斜方肌方向广泛扩展，颈部活动受限。有时存在疼痛增强的触痛点。肩僵硬长久时，可变为结缔组织炎，整个肌肉变硬肥厚，甚至在肌肉间可触到坚硬的肿物样硬块。

3．治疗

症状轻时可用理疗、药物疗法。重时用神经阻滞。①预防为主：防止寒冷，纠正不合理的工作姿势及过度疲劳。②理疗：按摩、温热、电针。③药物疗法：解热镇痛药的阿司匹林、非那西丁等，早期可试用。精神安定药用地西泮 6mg，分成 3 次。中枢性肌松药用氯美扎酮（芬那酮）等。④神经阻滞疗法：用局麻药局部浸润，将 0.5%利多卡因或其他局麻药 5～10mL，也可加入可的松 25～30mg 注射于压痛点及其周围。⑤硬膜外阻滞：适用证范围广，尤其重症肩僵硬者。⑥星状神经节阻滞：当肩僵硬为偏侧性且剧痛时，用此方法可改善血液循环。

（四）肩关节周围炎（五十肩）

好发于 50 岁的人群，简称肩周炎，又称“五十肩”。是以肩关节周围的疼痛及活动功能受限为主要体征的常见病。

1．病因

并不在关节本身，而在其周围肌群等组织，特别是冈上肌、冈下肌在肱骨的附着部。出现肱二头肌长头腱、三角肌腱、滑囊和关节头的变性、钙沉着、炎症、粘连等改变。临床上围绕肩关节的三角肌疼痛较多见，是腋神经受压所致。

2．诊断

①发病年龄 50～60 岁，女性多于男性，左侧多于右侧，多单侧，起病缓慢，病程长达数月至数年。②肩关节钝痛，逐渐加重，夜间疼痛尤甚，可影响睡眠。疼痛可涉及颈部、肩胛、上臂。③肩关节僵硬，活动受限，外展、上举、内外旋困难，重者不能梳头、穿衣，病程长者可有局部肌肉萎缩，尤以三角肌最明显。④患侧肩关节周围多个压痛点。⑤X 线无阳性发现。注意与肩部肿物、结核、颈椎疾病鉴别。钙沉着时示钙化影。

3．治疗

止痛，解除肌痉挛与恢复功能。

（1）一般治疗：局部休息、保温、热敷、按摩、针灸和理疗等。

（2）药物治疗：解热镇痛药、镇静药等。

（3）小针刀疗法。

（4）神经阻滞疗法：可选局麻药局部浸润，以 0.5%利多卡因加氢化可的松 20mg，注射于肩峰下，肱二头肌长头腱或关节囊内。而肩胛上神经阻滞，为首选方法，有异感或放射感后局部注入局麻药加维生素或激素混合液 5～10mL，每周 1 次，4 次为一疗程。或腋神经阻滞，或疼痛点阻滞，可在腋神经和小圆肌交叉点处找触痛点，注入 3～5mL 局麻药。或星状神经阻滞，疼痛从肩部向肘、前臂放射时选用此法效果好。可单独进行或与肩胛上神经阻滞同时进行。或臂丛麻醉下手法松解术，需注意松解后局部休息，以免产生新的粘连。阻滞疗法治疗后进行功能锻炼。

（五）肱骨外上髁炎（网球肘）

1．诊断

①病程较长，反复发作，有职业特点，如从事网球、小提琴、拖拉机手及汽车司机等，多发生于右侧。②疼痛源于肘部后外侧，有时向前臂放散，局部有压痛。③肘关节活动正常，X 线无异常。

2．治疗

①早期发现，局部制动休息。②针灸、理疗、小针刀。③痛点注射：于痛点注入局麻药、激素混合液 3～5mL，对症处理后可缓解。

四、胸部疼痛治疗

（一）肋间神经痛

肋间神经痛为病变侵及胸段脊神经前支所致。

1．病因

①分支性神经痛：因感染后的神经炎；尤其是病毒性上气道感染后容易发生。或带状疱疹及其他病毒感染。或脊椎骨病理变化，如骨折、肿瘤、外伤。②直性肋间神经痛：因感染后、外伤后、手术后、带状疱疹后的神经痛。或代谢性神经炎、维生素缺乏、贫血等。或中毒、代谢性神经炎；酒精中毒、铅中毒、糖尿病等。或壁层胸膜炎、胸膜炎等。

2．诊断

①从背部胸椎沿肋间神经走行至前胸部表浅部位、局限性的剧烈放射性疼痛，呈刺痛或灼痛，呼吸、咳嗽、喷嚏、深吸气时加重。②大多为继发性。③X 线及 CT 可检查其继发性神经痛的病灶。

3．治疗

①一般治疗：安静、休息，消除高度紧张的情绪。②针对病因治疗。③药物治疗：口服或肌注镇痛药。④理疗：超激光照射或其他理疗。⑤神经阻滞疗法：选肋间神经阻滞是最有效的治疗方法、椎旁脊神经阻滞、硬膜外阻滞、椎旁交感神经阻滞效果也确切，但应预防气胸，而蛛网膜下腔阻滞的危险性较大。

（二）心脏疾病性疼痛

1．病因

因心绞痛、心肌梗死、心肌缺血、心肌及冠状动脉外壁神经末梢受刺激所引起的心脏疼痛。

2．治疗

①一般疗法：吸氧、卧床休息。②冠状血管扩张药：硝酸甘油 0.3～0.6mg 舌下含服，亚硝酸异戊酯 0.1～0.2mL 经鼻吸入。③精神安定药。④镇痛药：用吗啡、哌替啶、喷他佐辛等。⑤神经阻滞疗法：选用星状神经节阻滞，或椎旁胸脊神经阻滞，或椎旁胸交感神经阻滞，一般行左侧 C_7、T_1～T_3 交感神经节阻滞，或胸部硬膜外阻滞。

五、腰背痛治疗

（一）腰椎间盘突出症

腰椎间盘突出症指椎间盘发生退变，纤维环破裂，髓核向外突出，方法刺激和压迫周围的神经根、血管而引起临床症状。

1．诊断

（1）发病率：占门诊腰腿痛病人的 15%，多见于 30～40 岁男性，一般突然发病，常有外伤、劳累史，休息后可缓解，再劳累又复发。

（2）症状：为腰部酸痛、钝痛，伴坐骨神经痛，由臀部向下肢放射，可伴麻木或感觉异常。局部肌肉防御性紧张，患者呈强迫体位。

（3）体征：直腿抬高试验、加强试验和屈颈试验均阳性。

（4）辅助检查：CT、MRI 可确诊。

（5）好发部位：以 L_4～L_5、L_5～S_1 多见，L_3～L_4 次之。棘突中线或棘旁有压痛并向下肢放射。

2．治疗

有非手术疗法与外科手术疗法。神经受压非常严重并伴有运动障碍或感觉障碍者，尤其有马尾综合征者，可选择手术疗法，其余病人最好先行非手术疗法，依据其症状改善情况再决定是否行手术疗法。

（1）神经阻滞：用局麻药局部浸润，当肌挛缩严重时，以脱出髓核为中心，用细针仔细行局部浸润。常用低浓度局麻药加可的松 25～30mg。

（2）腰部硬膜外阻滞：可用局麻药、维生素加激素混合液 10～15mL 注入相应节段硬膜外腔。对病情重者，可采用保留硬膜外导管，每天给药，连续给药 2～3 周。

（3）椎间孔阻滞：于脱出部位相应间隙之椎间孔注入局部麻药、维生素或激素混合液 8～10mL。也可用骶管阻滞，适于 L_4 至 S_1、L_4、L_5 脱出者，注入混合液 10～12mL，每周 1 次，4 次为一疗程。或选用溶核疗法。

（4）小针刀疗法。

（5）理疗：用温热疗法、按摩疗法、腰椎牵引或激光照射等。

（6）用镇痛药治疗：常用解热镇痛药。

（7）安静卧床休息：保持 1 周时间，卧木板床为最好。

（8）固定：穿紧身衣、腰带。

（9）腰椎间盘溶盘术：注射胶原蛋白酶溶解突出的腰椎间盘又称为溶核术，是治疗此病的有效方法。优良率 80%左右。溶盘穿刺新进路有小关节内缘进路、小关节间隙进路、椎板外切迹进路，使穿刺变得较容易。但应遵循临床症状、体征与影像学相一致原则，要严格掌握禁忌证，预防并发症，并做好相应处理。

（10）手术疗法。

（二）坐骨神经痛

坐骨神经原发性或继发性侵害所发生的、沿着其通路及分布区放散的疼痛病症，称为坐骨神经痛。

1．病因

①对坐骨神经的机械性压迫或外伤，如椎间盘脱出、黄韧带肥厚、脊椎前移症等；②中毒性、代谢性、感染性神经炎，如铅中毒、糖尿病、维生素 B_1 缺乏、病毒感染等；③由其他疾病波及坐骨神经的牵涉痛。

2．诊断

①沿坐骨神经走行的钝痛或电击痛，多为单侧，并波及同侧下肢，可向大腿后侧，小腿后外侧等处放射，行走时加剧。②起病或缓或急，多有外伤史、紧张、体力劳动、受潮等诱因。③坐骨神经一系列牵拉试验，如直腿抬高试验、交叉直腿抬高试验，弓弦试验、屈颈试验等阳性。

3．治疗

①一般疗法：初期应以卧床休息，解除病因为主。②药物治疗：镇痛药常用，③理疗：选温热、激光、按摩、电针、紧身衣、小针刀和针灸等。④神经阻滞：腰大肌肌沟阻滞为首选方法。也可选用腰部硬膜外阻滞、痛点局部封闭等。⑤手术疗法。

六、周围神经血管痛治疗

（一）带状疱疹后神经痛

带状疱疹治愈后，虽经 6 个月仍残留疼痛者，称带状疱疹后神经痛。

1．病因

不明，推测疱疹病毒引起神经纤维的炎症、出血等病理，后遗神经变性引起疼痛。

2．诊断

①初期（4～5 天）出现皮疹，局部红肿，伴全身不适，发热。②疼痛沿被侵犯神经走向，呈束带状，单侧常见于胸腰部、四肢、额部。疼痛为烧灼样剧痛、夜间加重。③当疱疹愈后仍有持续剧烈疼痛，则为带状疱疹后神经痛，时间可达数月乃至数年，难以治愈。

3．治疗

①药物治疗：以解热镇痛药的阿司匹林软膏及安定镇静药常选用。②神经阻滞：选肋间神经阻滞，或胸部硬膜外阻滞，最好用留置导管连续 PCEA 法。或胸部交感神经阻滞，或蛛网膜下腔阻滞，用局麻药施行时，一般每周 1 次，若用酚甘油时，仅做 1 次性阻滞。或星状神经节阻滞。③放射疗法：选深部照射，有时有效。④其他：针灸、经皮电刺激（TENS）等。

（二）雷诺现象

原发于寒冷刺激下的指动脉痉挛。

1．诊断

①好发于 20～40 岁女性，肢端受冷刺激后，皮肤出现苍白→发绀→潮红，多为双手对称性，伴有局部发凉。麻木、针刺样疼痛时局部加温可缓解。②早期每次发作数分钟，后期发作频繁，可出现肢端皮肤溃疡。③应与血栓性脉管炎鉴别，后者多见于男性，部位多在下肢，有间歇性跛行。

2．治疗

①一般治疗：保暖、禁烟。②药物治疗：选用血管扩张药，或镇痛药，或精神安定药等。③神经阻滞：一般选用交感神经阻滞，上肢为星状神经节阻滞，下肢为 L_1～L_2 或 L_3 的交感神经阻滞。④外科手术：选交感神经切除术。

第七节　神经阻滞镇痛疗法

神经阻滞用于镇痛效果好，临床上广泛使用于急性疼痛、晚期顽固性癌痛和慢性疼痛的病人治疗。神经阻滞在镇痛领域正发挥着独特的治疗作用。

一、概述

1．机制

神经阻滞疗法在疼痛医学中起着重要作用，是疼痛治疗中主要方法之一。神经阻滞镇痛的治疗机制：①阻断痛觉向中枢的传导；②消除血管痉挛，缓解血管阻塞；③消除骨骼肌挛缩和内脏器官的痉挛；④解除炎性物质对神经的刺激，促进局部水肿和炎性物质的吸收，及神经功能的恢复，从而达到缓解和解除疼痛的目的。

2．用途

神经阻滞术是麻醉科医师的技术专长，治疗的用途如下：①手术麻醉：如臂丛麻醉或硬膜外麻醉；也用在鉴别某些疼痛的部位或疾病。②消除疼痛：改善局部或全身情况。如对始终未能控制的疼痛，采用局麻药阻断神经传导功能，可缓解疼痛。③判断某些治疗手段的预期效果：如舌咽神经痛用舌咽神经阻滞确诊。④预防：术后疼痛引起的并发症。

3．特点

（1）对于癌症晚期癌痛、三叉神经痛或带状疱疹后神经痛等恶性疼痛，效果确切，能获得较满意的疗效，使患者从痛苦中解放出来。

（2）对疾病的诊断有重要意义，既可治疗又可诊断。

（3）个体化原则，用药灵活，筛选理想的配方，可用局麻药、激素和神经营养药，也可用神经破坏药，治疗范围可选择性强。

（4）不良反应少，对神经破坏类药，如乙醇、苯酚等药物用法得当，则少有不良反应。

（5）操作简便易学，不需要特殊的器具、装置、操作简便。

（6）疗效与操作技巧关系密切。神经阻滞效果的好坏对疗效关系大，阻滞若运用得当，可充分发挥其治疗作用；预防因操作不当可引起的并发症。以星状神经节阻滞为例，操作准确，可取得良好的效果；而操作不正确时，不仅无效，反而成为刺激，增加痛苦，应做好急救准备。

（7）安慰患者，减轻患者的恐惧感，打消患者对“麻醉”的恐惧心理，需行耐心的心理疗法。

（8）神经阻滞疗法是介于药物疗法与手术疗法之间的第 3 种疼痛治法，是一种较理想的非手术疗法。减少了药物疗法导致的胃肠功能紊乱、耐药性及其他不良反应；避免侵袭大的镇痛性手术疗法的创伤、不适于全身情况差者、易致并发症等缺点。对机体影响小、损伤小、不像手术侵袭那样大，对周围组织刺激小等。

（9）神经阻滞疗法可取代类固醇疗法，因类固醇疗法不良反应大、适应证受限制。

4．适应证

神经阻滞疗法的适应证非常广泛，包括各种性质的急性和慢性疼痛。

（1）全身各类疼痛：癌性疼痛、外伤性疼痛、术后痛、带状疱疹，带状疱疹后疼痛。变形性脊椎症（颈、胸、腰部），反射交感神经萎缩症，后者是最难治的疾病。

（2）头痛：神经性头痛、偏头痛、肌收缩性头痛、群发性头痛、颞动脉炎、枕后神经痛、脑外伤后头痛，其他头痛。

（3）颌面痛：三叉神经痛、舌咽神经痛、非定型面部痛、下颌关节紊乱症，面部其他部位痛。

（4）四肢痛：灼痛、断端痛、幻肢痛，白蜡病、血栓闭塞性脉管炎、急慢性动脉闭塞症、末梢神经损伤、风湿性关节炎、类风湿关节炎、神经炎。

（5）颈肩及上肢痛：颈肩手综合征、胸廓出口综合征、肩周炎、变形性颈椎病、上髁炎、腕管综合征、肩手综合征。

（6）胸背痛：心绞痛、心肌梗死、肺栓塞、动脉瘤、肋软骨炎、肋间神经痛、胸膜痛。

（7）腹部内脏痛：急慢性胰腺炎、胆石症、胆道运动障碍、消化性溃疡、输尿管结石症、慢性内脏痛、麻痹性肠梗阻、月经困难、肠系膜血栓形成栓塞。

（8）腰及下肢痛：腰痛症、椎间盘突出症、椎管狭窄症、脊椎分离移位症、肌筋膜性腰痛症、椎间关节症、坐骨神经痛。

（9）会阴部痛：尾骨痛、痔、睾丸痛、阴茎异常勃起、肛门痛、阴部溃疡。

（10）非疼痛性疾病：面神经麻痹、喉返神经麻痹、末梢神经麻痹、面部痉挛、抽搐症、痉挛性麻痹、眼睑痉挛；雷诺（综合征）病、硬皮症、冻伤（疮）、梅尼埃综合征、突然性聋、鼻过敏症、青光眼、视神经炎、网膜血管闭塞症、角膜溃疡、多汗症、下肢溃疡、压疮、骨髓炎、肝炎、脑血管痉挛、脑血栓、脑梗死、外伤后水肿，外伤性骨萎缩症、乳房切除后水肿、郁乳、烫伤、创部瘢痕痛、变应性鼻炎、鼻窦炎、扁桃体炎、痛风、自主神经失调症。

5. 禁忌证

神经阻滞疼痛治疗要掌握适应证，更要严格掌握禁忌证，保证治疗的安全。

（1）绝对禁忌证：穿刺部位皮肤或深层组织内有细菌感染，活动性结核；全身化脓症及脓毒性感染，如菌血症、毒血症、败血症等。

（2）相对禁忌证：全身情况不佳、身体极度衰弱、严重心力衰竭慎用；对原因不明的疼痛，如肿瘤早期疼痛不宜采用，以免延误病情，待确诊后，再应用；并有活动性消化性溃疡、重症高血压，糖尿病，妊娠初期等慎用激素。

（3）椎管内阻滞禁忌证：除上述禁忌证外，还有：①中枢神经肿瘤。②中枢神经系统炎症，如脑脊髓膜炎、梅毒、小儿麻痹、酒精中毒等。③出血性素质者，因蛛网膜下腔大量出血易造成神经损伤或硬膜外血肿。④施行蛛网膜下腔阻滞时，穿刺多次有出血或多次发生异感者，应当放弃。

6. 麻醉管理

（1）药物毒性反应预防治疗：在注药前，必须回抽注射器芯，证明无血、无脑脊液和无气体后，可缓慢注药，严禁注入局麻药过快，或过量，或浓度过高出现局麻醉药中毒。并注意注药后患者的反应。一旦出现局麻药毒性反应，应积极处理。

（2）防治神经麻痹与损伤：由操作不慎或穿刺伤及神经干、根或马尾等引起神经炎，出现出血、血肿、邻近器官损伤，如气胸、血气胸、空气栓塞、穿刺针或导管破损、折断、残留体内等。

目前硬膜外阻滞的应用有所减少，而椎间孔阻滞逐渐增多，以减少前者的并发症。

（3）药物不良反应的防治：对可能发生的药物不良反应应加强预防，早期发现，及时处理。①阻滞中所用镇痛药会引起呼吸抑制、排尿困难、恶心呕吐、皮肤瘙痒、头昏头痛、嗜睡、疲乏、血压下降、寒战、耐药性和成瘾等。②过敏反应或过敏性休克。如维生素 B_1 过敏反应。③酒精的一过性烧灼性痛和剧痛，运动神经麻痹、脊髓炎、神经炎、恶心呕吐、软组织坏死、纤维化。④糖皮质激素不良反应：长期应用引起类肾上腺皮质功能亢进症，表现为向心性水肿、满月脸、水肿、糖尿、高血压、多毛、痤疮等；类肾上腺皮质功能不全，一旦突然停药，出现类肾上腺皮质功能不全的症状，如肌无力、低血压、低血糖等；也可诱发或加重感染，使化脓性、结核性潜在病灶扩散或蔓延；还可诱发或加重溃疡病的穿孔或出血。不良反应一旦发生，立即停药，积极处理。

（4）注药部位要准确：深部神经阻滞应在X线导引下施术，才能在用酒精或苯酚行神经干或神经节阻滞时，将药液准确地注入神经组织，才能保证有好的阻滞效果。患者有触电感时，并将针头左右拨动，仍反复出现触电感，证实确属刺中神经，方可注药。对一般性神经阻滞，为避免造成局部神经损害，宜在刺中神经有异感后退针 1～3mm，使针尖处于神经的附近或神经鞘内，所注入的药物即沿着神经周围扩散而发挥作用。

（5）治疗前应签知情同意书：采用酒精、苯酚阻滞时，有可能继发局部感觉、运动障碍；用于肢体、会阴、肛门的癌痛治疗，有可能发生暂时性肢体轻瘫或马尾综合征。事先做好谈话，需使患者与家属知情理解，同意签字后进行治疗为宜。

（6）掌握正确操作方法：行神经阻滞均应选患侧进行，硬膜外阻滞宜选患侧向下穿刺与注药，注药时应注意先注入5～10mL已配制液，观察5～10分钟，无不良反应后再注入所余的配制药液。观察20～30分钟后离去。并要严格执行无菌操作规程，预防感染。

（7）神经阻滞用药量因人而异：对老年、体弱者，神经阻滞用药量应酌减，注药后注意观察患者的反应。

7．常用药物

（1）神经阻滞药：主要采用局麻药和破坏神经的药物。局麻药有普鲁卡因、利多卡因、布比卡因、罗哌卡因等。神经破坏药用酒精和苯酚，阻滞相应的神经干、神经根或神经节，达到使神经纤维完全变性，失去功能，称为“化学性神经切断术”“神经松解术”或“持久性神经阻滞”，治疗顽固性疼痛。

95%以上浓度酒精注入神经干后，破坏神经纤维，包括交感、感觉及运动神经。因使用时的灭菌对芽胞不起作用，杀菌力仅是75%酒精的一半。因纯酒精注入神经干内，使神经纤维完全变性，而失去作用，故被称为“化学性神经切断术”。按注入部位的不同，其浓度与体积应有差异。蛛网膜下腔注入无水酒精；硬膜外阻滞用30%～50%酒精；腹腔神经丛阻滞用50%～100%酒精；交感神经节阻滞用50%～100%；神经根阻滞用30%～100%酒精；末梢神经阻滞用50%酒精。

苯酚：借苯酚腐蚀性的化学作用，使神经纤维变性，阻断神经传导而达到止痛的目的，称之为“化学切断术”。治疗顽固性疼痛时与酒精合用，阻断感觉根或脊髓束传导、止痛时间较久。而阻断周围支的传导，因神经再生，则疼痛在一定时间后复发。复发后重复神经阻滞。如阻断神经节，神经细胞被破坏，不发生再生，可达长期止痛效果。一般用 95%或无水酒精＋5%～7%苯酚，剂量

0.5～3mL。苯酚的破坏作用强于酒精。蛛网膜下腔阻滞用 5%～15%酚甘油；硬膜外阻滞用10%～15%酚甘油或 7%苯酚溶液；交感神经节阻滞用 10%酚甘油或 7%苯酚溶液；神经根阻滞用7%苯酚溶液或酚甘油；末梢神经阻滞用 5%酚甘油或 3%～5%苯酚溶液。

（2）镇痛药：在神经阻滞疼痛治疗中占有重要地位。①吗啡：2mg 加入生理盐水 10mL，注入硬膜外或骶管。镇痛显效时间 10～30 分钟；作用持续时间 6～48 小时。②哌替啶：20～30mg，加入 10mL 生理盐水，注入硬膜外或骶管内，镇痛显效时间为 2～5 分钟，作用持续时间为 4.5～20 小时。③芬太尼：0.05mg 加入生理盐水 10mL，注入硬膜外或骶管内，镇痛显效时间 2～5 分钟，作用持续时间为 2～8 小时。④氯胺酮：20～40mg，加入生理盐水 10mL，注入硬膜外或骶管内，其镇痛显效时间 2～10 分钟，作用持续时间 2～96 小时。其机制是直接或间接作用于脊髓后角阿片受体，以出现节段性镇痛区域。

（3）激素：泼尼松龙、地塞米松等为神经阻滞的常用药之一。有抗炎、抗毒素、抗过敏、降低毛细血管渗透性、增加肾血流量和肾小球滤过率，有助于利尿和减轻神经组织水肿等作用。

（4）维生素：①B 族维生素：促进糖类代谢，辅助神经营养，增强神经代谢功能，维持神经、心脏的正常功能，为神经细胞功能的恢复起支持保证作用。②维生素 C：保持细胞间质结构的完整性，改善神经细胞对氧的利用。增加毛细血管的致密性，降低其渗透性及脆性，改善循环系统功能，能刺激造血功能，促进抗体的形成，增强机体对感染的抵抗力。

（5）神经细胞功能恢复药：①腺苷三磷酸（ATP）：能促进入体蛋白核酸核苷合成，以利神经细胞功能恢复。同时可扩张血管，改善冠状动脉及其外周血液循环，并能给组织细胞功能活动所需的能量。因而，除适应于神经功能障碍之疾病外，还适应于神经性聋、肌肉萎缩、心肌病等。②辅酶 A：加速受损神经细胞功能的恢复，对糖、蛋白质及脂肪代谢起重要作用。

二、星状神经节阻滞镇痛疗法

星状神经节阻滞（SGB）是将局麻药注射在含有星状神经节的疏松结缔组织内而阻滞支配头面部、上肢及上胸部交感神经，适用范围广，是疼痛治疗最常用的一种方法。被推荐为 21 世纪治疗疼痛的主要方法。

1. 适应证

（1）交感神经过度兴奋所致心身疾病：受星状神经节支配的头、面、颈、肩、上肢、气管、心、上胸部等组织器官，因交感神经过度兴奋引起的循环障碍、痛觉过敏、异常出汗等。①头部疾病：头痛、脑供血不全、颞动脉炎及两侧头痛性癫痫等。②面部疾病：末梢性面神经麻痹及炎症、面部痛、面部黄褐斑、眼及耳鼻喉科疾病（如过敏性鼻炎、视神经炎、脉络膜炎、急性闭角型青光眼、眼底血管痉挛性疾病）。③头颈上胸部疾病：癌痛、带状疱疹、反射性交感性神经萎缩症、颈椎病、臂丛神经炎及麻痹等。④颈及肩胛上肢疾病：循环障碍、顽固性上肢血管痉挛性疾病及疼痛等。⑤心胸疾病：心绞痛、支气管哮喘疾病等。⑥腹部疾病：顽固性呕吐、胃及十二指肠溃疡、结肠综合征等。

（2）全身性疾病：全身的自主神经系统、免疫系统、内分泌系统疾病等。①自主神经系统疾病：自主神经失调症、高血压与低血压、微热与低体温、多汗症与无汗症、不定陈述综合征和过眠症与失眠症等。②免疫系统疾病：肢端红痛症与肢端发绀症、周围血液循环障碍等。③内分泌系统疾病：痛经症、更年期障碍等。

2．禁忌证

SGB 应用范围越来越扩大，但应注意其禁忌证：出、凝血时间延长或正施行抗凝治疗者；高度恐惧不合作者；局部炎症、肿瘤、气管造口者；持续咳嗽不止者。

3．阻滞技术

（1）C_7-SGB：即第 7 颈椎横突前结节法，是气管旁入路法。也是前入路（和 C_6 均为前方入路），易操作、并发症少、目前应用广泛。C_7 靠近星状神经节，不易触之，只有个别上肢疾病选 C_7-SGB。病人仰卧，用左示指和中指的指腹触及环状软骨水平的颈总动脉，在其内侧与矢状面平行进针，当针尖触及骨面时，用左手保持针尖不动，回抽针管确认无回血，边观察病人，边分次注入局麻药 1%甲哌卡因 1～3mL 或 0.5%利多卡因或 0.25%布比卡因 5～10mL，位置准确时，患者感到同侧肩胛背部有闷胀感。拔针后用纱布压住按压＞5 分钟，进行监测。初次安静卧床 40 分钟，第 2 次拔针后卧床 30 分钟。并发症为局麻药误注入血管内引起意识消失、痉挛，若误注入蛛网膜下腔出现高位腰麻，术后血肿致呼吸困难、窒息等，应注意观察、处理。

（2）C_6-SGB：即经 C_6 椎横突前结节法，气管旁入路的前方入路法，因 C_6 横突表浅、易触之，操作简便、效果好、节省麻药及并发症少、安全，目前应用广泛。以 C_6 前结节为穿刺点，术者位于阻滞同侧，将左示指、中指尖弯曲，与病人矢状面平行置于胸锁乳突肌和气管之间，适当用力，平行将胸锁乳突肌、颈动脉、颈内静脉及其他软组织一并向外分离，在分离过程中，左手指尖向下触摸到的骨性标志即为 C_6 横突前结节，在手指的内侧垂直进针，深度为 0.5～1.0cm，针尖可触及 C_6 横突骨质，左手固定针头，右手持注射器回抽无异常，即可注药，注药过程中反复回抽多次。SGB 首先选 C_6-SGB。C_6-SGB 的优点如下：①效果好：因其 C_6 横突表浅、易触之，阻滞有效率 99.1%，治疗有效率达 91.3%。②安全性高：并发症发生率低，仅占 1.78%。③操作易掌握：容易扪及 C_6 横突，不需垫高双肩、病人无不适感，损伤也最少，术后恢复快。

（3）肌间沟侧入法：肌间沟侧入法的特点：C_6 横突结节在肌间沟处较表浅，容易触及，为阻滞穿刺时的明显解剖标记；此处远离大血管，穿刺不易伤及，穿刺针触及 C_6 横突后，向内、后、下方再刺入 2.5cm 左右即可触及 C_7 横突，注射药物即能阻滞其下方的星状神经节。方法：患者仰卧位，头偏向对侧，充分暴露阻滞侧颈部，以前、中斜角肌之间的肌间沟为穿刺点。以 7cm 长 7 号穿刺针，用右手持注射器，左手固定针体，与皮肤呈垂直方向，朝内后下方刺入，触及 C_6 横突后，退针皮下，调转方向与脊柱呈 30°左右夹角向 C_7 横突跨越，针尖触及该横突后，固定针体，回抽无血、无气泡、无液体，即注射药物。注药时观察患者表情，并不断询问其感受，注射完毕，拔针后按压针眼，无菌纱布包盖。如穿刺中出现臂丛神经刺激时，退针，适当调整方向，重新穿刺。SGB 的后方入路、侧方入路等因操作困难、并发症多、效果不确切等，故已弃用。

（4）复合用药：SGB 用药原则，应以效果确切、种类越少越好，复合用药有以下几种。①局麻药：利多卡因或甲哌卡因（卡波卡因）为佳，酰胺类和酯类局麻药均可应用。利多卡因起效快、弥散广、效果确切、作用可逆、临床用 0.5%～2%浓度行 SGB。单纯用局麻药即可达到目的。②局麻药＋B 族维生素（维生素 B_1、维生素 B_{12}、维生素 B_6）。③局麻药＋激素（氟美松、泼尼松龙、地塞米松）：激素有强大的抗炎作用。④局麻药＋B 族维生素＋激素：维生素 B_1、维生素 B_6 和维生素

B_{12} 均用于神经炎、神经萎缩和神经痛。⑤局麻药＋镇痛药（芬太尼、氯胺酮、吗啡、哌替啶）：星状神经节内含有阿片受体，作用时间长，阻滞效果等待研究。⑥局麻药＋B 族维生素＋激素＋ATP、中药丹参液等：不能用或不宜用的药物尽量不用。

（5）向神经素注入法：向神经素是从经过病毒处理后的家兔外皮组织中分离出来的物质，属于抗过敏药，将其注入到星状神经节周围的治疗方法，称为星状神经节向神经素注入法（SGNT），是一种新疗法，并发症少、效果理想。

（6）疗程：要达到满意的治疗效果，需要一定的治疗次数和时间。多数疾病 1 日 1 次，10 次为 1 疗程。面瘫病人 SGB 每日 1 或 2 次；2～3 周为一个疗程；重症及发病＞7 天者，每日 1 次，30 次为一疗程，总共需 1～4 个疗程。每疗程的间歇时间等于治疗时间。特殊病例，如自主神经功能紊乱、不定陈述综合征、高或低血压、免疫功能改变、带状疱疹后神经痛，常需 60～70 次才有效。SGB1 或 2 次即可使某一种疾病痊愈是不可能的。

4．并发症防治

（1）喉返神经阻滞：最常见，针尖过于向内引起。

（2）臂丛阻滞：以肌沟法最多见，10%，针尖过于偏外引起。

（3）膈神经阻滞。

（4）气胸。

（5）硬膜外阻滞。

（6）蛛网膜下腔阻滞。

（7）药物注入椎动脉或颈动脉内：这一严重并发症，在注药前、注药中，以回抽注射器芯可预防注入动脉内，发生局麻药毒性反应后需紧急呼吸、循环支持疗法。

（8）血肿或硬结：穿刺针损伤颈部血管后引起，出现后影响药物扩散而影响疗效。SGB 后的压迫止血，应引起充分注意。在同一病人需要多至数十次的反复穿刺注药中，硬结的形成很难避免。近年来，对星状神经节施行直线偏光近红外激光治疗，代替药物阻滞，可避免诸多并发症。

三、三叉神经阻滞镇痛疗法

阻滞技术

（1）眶上神经阻滞：患者仰卧位，术者位于其头侧，在眉毛上缘距正中线 2.5～3.0cm 的耳侧，用 25G 1mL 结核菌素皮试针或 25G 2.5cm 长的针刺入，针从眉毛上缘垂直刺入到眶上切迹的上缘，不一定有放散痛。回抽无血，注入 0.5%布比卡因或 2%利多卡因 0.5mL，5 分钟后眶上神经支配区域出现麻醉效果，15～20 分钟后注入 0.5mL 无水酒精，拔出针后用纱布压迫穿刺点 5 分钟，床上安静休息 30 分钟，观察。常见并发症有眼睑水肿、血肿，注药后用左示指压迫眶上切迹皮肤可预防；眼睑下垂，为药物阻滞动眼神经上支所致，可自行恢复。

（2）眶下神经阻滞：患者仰卧位，术者位于患者右侧，眶下孔位于距正中线 2.5cm 的耳侧、眶下缘下方 0.7cm、牙槽上缘上方 3cm 处。左手示指压迫眶下孔，用 22G5cm 针头，从鼻翼上端外缘 0.3～0.5cm 耳侧刺入，向外侧上方与额面呈 46°角进针，针头刺入 0.2～0.3cm 时，患者上口唇及鼻翼出现放射痛刺入深度＜0.5cm。回抽无血，缓慢注入 0.5%布比卡因或 2%利多卡因 0.3～0.5mL，左手示指压迫穿刺部位与眶下孔，注药可感到有粗大阻力，5 分钟后出现上唇与鼻翼镇痛效果，且无并发症，注入无水酒精 0.3～0.5mL。拔针后用纱布压迫 5 分钟，床上安静休息，观察 30 分钟。并发症有面部水肿、皮下出血、血肿、视力障碍等。无需特殊处理。

（3）颏神经阻滞：颏孔位于距正中线 2.5～3.0cm 的外侧，第 2 臼齿根部下方 1cm、下唇下方 1cm、下颌骨上下缘的中点处。患者仰卧，头转向健侧；术者位于患者头侧（右患侧）或左侧（左患侧）。用 22G5cm 针头，左手示指压在颏孔处以引导进针方向，针与下颌骨骨体表面呈 60°向内下方刺入，当针尖滑到颏孔时，下唇、下颌部有放射痛，深 0.5cm。回吸注射器无血流回流，注入局麻药 2%利多卡因 0.3～0.5mL，5 分钟后，下唇与颏部触觉消失，有镇痛效果，无并发症时，注入 0.3～0.5mL 无水酒精。有效时间 14 个月。拔针后用纱布压迫刺入点 5 分钟，安静卧床休息 30 分钟。

（4）上颌神经阻滞：从操作技术与并发症的发生来看，以三叉神经末梢支阻滞中最为困难。操作方法有侧入法和侧前入法。

外侧口腔外法：患者仰卧位头稍转向健侧。术者位于病侧，左手示指放在耳屏向鼻侧 3cm 处，即颧弓下缘，穿刺针与皮肤表面呈 60°～80°角向外眼角刺入，当针尖触到上颌神经时，鼻翼、上唇出现强烈的放射痛，这时应 X 线照相确定针尖的位置，刺入深度为 4.5～5.0cm。如判断针尖触及蝶骨的翼突外侧板的翼腭窝，确认无血液回流时，注入局麻药 0.3～0.5mL，5 分钟后上唇、鼻翼、眶下部位、上颌牙龈触觉消失。注入 0.3～0.5mL 无水酒精。有出血、血肿、视力障碍、复视、面神经麻痹和三叉神经全支阻滞等并发症。

颧骨弓上法：从侧面看在颧骨下缘和下颌骨的冠突相交处为刺入点进针，针尖向前上方眼眶的顶端刺入，为 5.0～5.5cm 的深度，可触及上颌神经，在上颌神经支配区域可出现放射痛。回吸无血液后，注入局麻药 2%利多卡因 0.5mL，5 分钟后上颌神经支配区域感觉消失，注入无水酒精等神经破坏药 0.5mL。此部位在外侧口腔外法阻滞部位的末梢侧，安全性大，操作容易，但个别病人因形态学差异，穿刺针有时碰不到上颌神经。

（5）下颌神经阻滞：从卵圆孔该神经出颅部位阻滞，穿刺点在耳屏前 2.0cm 鼻侧，颧骨弓下缘与下颌骨髁突与冠突之间，比上颌神经阻滞操作容易，并发症少，安全，是应用较多的方法。患者仰卧于 X 线透视台上，头偏向健侧。术者在患者患侧，消毒后用 22G 7cm 带有记号或带有刻度的穿刺针，从刺入点，先用局麻药 1～2mL 浸润穿刺点，用左手示指放在穿刺点下方固定穿刺针，针尖的斜面向着鼻侧，于颧骨弓和左手示指尖端之间与皮肤呈垂直刺入，进针 4.0～4.5cm 深度，如碰到骨质则为蝶骨翼突外侧板，应设法使针尖滑过外侧板的后缘，向后、向上 0.5cm 可碰到下颌神经。也可将针拔到皮下，向后向上向卵圆孔方向刺入，如碰到骨质说明向后向上还不够，进针 5.0cm 可碰到下颌神经。下唇及舌前端有强烈放射痛。可行颏顶位与前后斜位两个方向的摄影，前者针尖位于接近卵圆孔外侧后缘有良好效果，后者针尖在卵圆孔中央接近下端时位置正确。回吸无血液后，注入局麻药 2%利多卡因 0.5mL，5 分钟后下颌神经支配区域出现镇痛效果，注入无水酒精等神经破坏药 0.5mL，拔针后压迫穿刺点 5 分钟，床上安静休息 30 分钟，观察治疗效果与并发症。并发症有出血、血肿、咽鼓管穿刺、面神经麻痹、咀嚼肌麻痹及酒精性神经炎等。

（6）三叉神经节阻滞镇痛疗法：穿刺针通过卵圆孔直接达三叉神经节，注入局麻药或神经破坏药消除面部疼痛。主要用于治疗三叉神经痛与面部癌性疼痛。三叉神经痛的治疗，原则上是首先阻滞末梢支，最后需行三叉神经节阻滞。三叉神经节阻滞有前入法与侧入法。

前入法：眶外缘向下垂直线与口角外水平线的交叉点，在口角外侧 3cm、上颌第 2 臼齿高度，穿刺点局麻后，用 22G 10cm 穿刺针刺入，进针 7cm 深碰到骨质时，行 X 线引导下照相。针尖再向前进，面部出现剧烈的放射痛，针管内无血液及脑脊液回流，注入 2%甲哌卡因 0.1mL，如出现三叉神经全支或第 2、3 支感觉麻痹、第 1 支感觉迟钝时，其针尖位于神经节中枢侧的神经节窦，非常缓慢地注入无水酒精 0.1mL。有脑脊液流出时，针尖已位于三叉神经池或在更深的中枢侧，此时绝对不能注药，可改日再行阻滞，或改换三叉神经池内注入甘油阻滞。

侧入法：当前入法因解剖异常，或有肿瘤等而不能穿刺时，可选侧入法。在下颌神经阻滞的前方，即耳屏前方 3～4cm 鼻侧、颧骨弓的末梢侧 2～3cm 处，用 22G 7cm 的穿刺针，与皮肤呈垂直刺入，可触及下颌骨，穿刺针与前额面呈 30°，后方稍倾向头侧，继续前进可能下颌神经而有强烈放射痛。深 4.5cm，深到 5.0～5.5cm 可进入卵圆孔内。注入 2%甲哌卡因 0.1mL，出现感觉消失，非常缓慢注入无水酒精 0.1mL，安静休息到第 2 天。并发症有脑神经炎、血压升高、脊髓膜炎、角膜溃疡、角膜炎和幻痛等。

（7）三叉神经池注入甘油法镇痛疗法：脑外科手术治疗法侵袭大，而神经阻滞对病人的侵袭很轻微，但三叉神经阻滞法达不到永久性治疗的目的，故用三叉神经池内甘油注入法。患者半卧位，用 22G 10cm 穿刺针刺入卵圆孔，深 7cm，再进针 1～1.5cm，有脑脊液流出后，坐位，三叉神经池造影，造影后用注射器将池内的造影剂吸引出来，之后注入无水甘油 0.1～0.2mL，保持坐位 45～60 分钟，使其固定。甘油注入时有刺激痛，术前可给少量术前药。并发症有心率缓慢、恶心、呕吐、一过性血压变动、嚼肌肌力降低、脊髓膜炎、一过性剧痛和单纯疱疹等。

四、CT 引导下经皮腹腔神经丛阻滞镇痛疗法

1．适应证

腹腔脏器，特别是中、上腹部癌性疼痛的治疗。

2．优点

该神经丛是最大的内脏神经丛，位于 T_{12}～L_1 椎体高度，腹主动脉前方，围绕腹腔动脉和肠系膜上动脉根部周围，在横隔与肾动脉之间的腹膜后的结缔组织中，既往在 X 线透视引导下进行，目前在 CT 引导下施行，CT 引导下经皮腹腔神经丛阻滞是解除或缓解中、上腹部顽固性疼痛的有效方法，有效率可达 80%～94%，有以下优点：①定位准确：神经、血管、脏器清晰可见，能清楚该神经丛及附近的腹主动脉、下腔静脉等大血管、动脉裂孔、横隔脚、肾、胰等重要脏器的位置关系。②安全性高病变范围清楚，可了解该处肿瘤的大小以及向该神经丛周围淋巴结浸润的范围。③并发症少：在明视下进针，避免副损伤、减少或避免合并症，提高阻滞成功率。④确定最佳穿刺路径：患者及家属易于接受。

3．阻滞镇痛技术

（1）阻滞方法：患者侧卧位或俯卧位于 CT 台上，以 T_{12}～L_1 为摄影中心行薄层横断面扫描；分辨腹腔动脉、肠系膜上动脉、动脉裂孔；引一条不接触邻近脏器且可达到该神经丛的预定线，并计算其深度；将划定的预定线的 CT 影像位置，返回到病人的皮肤上，定出穿刺点标记（此点旁开棘突 3cm）；用 22G 12cm 穿刺针从穿刺点进入，进针不离开椎体，CT 引导下确认针尖位置，深 9cm

当针尖进入膈脚背部或穿过膈脚至腹腔动脉侧面时，即可注入 1%利多卡因 7mL 加造影剂 1mL 混合液；如立即出现腹痛或背部疼痛消失，且无感觉和运动神经阻滞，15 分钟后可注入无水酒精 15mL 或 6%酚甘油 5～10mL。以左侧垂直入路好，误伤小，右侧有损伤肺、肝、肾和下腔静脉的可能。

（2）阻滞范围：CT 引导下横隔脚、腹主动脉与椎体三者围成左、右间隙、通过内脏神经，将此称为膈脚后间隙，穿刺针尖进入此间隙阻滞叫 RSB；主动脉裂孔上方，通过膈脚于腹腔动脉或肠系膜上动脉侧形成的间隙，称经膈脚间隙，阻滞此间隙称 TCB。①RSB：阻滞该侧内脏神经，也向对侧扩散，扩散范围 T_8～L_2 椎体上缘；阻滞内脏神经同时也阻滞腹腔神经丛。②TCB：可阻滞腹腔神经丛，扩散范围 T_{12}～L_1，若造影剂向肾周围等部位扩散，则阻滞效果不佳。持续 ECG、BP、SpO_2 监测；操作后留观 0.5～1 小时，血压正常后送回病房。

五、胸部交感神经阻滞镇痛疗法

胸部交感神经阻滞比腰交感神经阻滞难度大、并发症多。胸交感的位置深在，若无影像引导下操作易引起气胸、甚至损伤脊髓。CT 引导下经皮穿刺胸交感神经阻滞术，定位准确、安全、效果好。

1．适应证

适应证为带状疱疹、带状疱疹后神经痛、中下部胸椎反射性交感神经萎缩症（RSD）、术后灼痛、外伤后骨质疏松、胸廓出口综合征、外伤性颈部综合征、胸背部痛、末梢神经障碍、多汗症、末梢血供障碍等。

2．镇痛技术

术前向患者及家属说明治疗的特点、预期效果和可能发生的并发症，按以下入路操作。

（1）后方脊椎旁法：该阻滞原则上是在 2 个椎体的侧缘进针，从 T_1～T_{12} 胸椎都可进行阻滞。患者俯卧位，在 CT 或 X 线透视引导下，使椎体终板在一条线上，棘突在椎体中央。在肋间隙棘突外侧 4cm 左右为穿刺点［T_2～T_3 肋间 3.5～6.0cm，即（4.6±0.6）cm；T_3～T_4 肋间 3.5～6.3cm，即（4.4±0.6）cm］；以 6cm 穿刺针，从穿刺点到椎弓根进行局部浸润麻醉；以 21G 10cm 穿刺针，在 CT 或 X 线透视引导下进行穿刺，针尖抵达椎弓根、滑过下关节突外缘，缓慢进针达椎体。拍胸椎侧位片，确认其深度，在椎体侧面的韧带与椎体之间进针到目的地。针与皮肤呈 80°的角，针尖在 X 线胸部侧位片上，应在椎体后 1/3 的位置，T_2 为 5～8cm（7.4±0.8cm），T_3 为 5.3～10cm（7.3±0.8cm），回抽无血液和脑脊液后，在每一阻滞点注入 4∶1 混合的造影剂和 2%利多卡因混合液 3mL。注意观察混合液的扩散形式，可清楚地看到造影剂的流动及其形状。拍正、侧位及斜位 X 线片，判断造影剂的扩散。当局麻药阻滞效果确切、无并发症及造影剂扩散无异常时，缓慢注入无水酒精或酚甘油，每一阻滞点 1～3mL，T_2 为 1.0～3.5mL（2.3±0.6）mL，T_3 为 1～4mL（2.4±0.6）mL。并预测并发症。

（2）前方气管旁法：在锁骨上，经气管旁入路，对第 2、3 胸部交感神经的阻滞方法。体位和星状神经节阻滞一样。阻滞的穿刺方法以推开颈动脉的方式，分为内侧法和外侧法：①内侧法和星状神经节阻滞方法一样，需将颈动脉和胸锁乳突肌推向外侧；②外侧法是将颈动脉推向内侧，将胸锁乳突肌推向外侧的方法。经 CT 或 X 线透视引导下确认 C_7 和 T_1 椎体，以左手示指和中指分开颈动脉和胸锁乳突肌，以近 T_1 为穿刺点，以 21G 8cm 的穿刺针与透视台呈 60°～80° 角进针，向尾背侧方向沿着椎体外侧缘进针，针尖抵达 T_2 椎体的肋骨小头，在肋骨韧带处固定针尖，拍 X 线片，针尖的深度为 5～8cm（6.4±0.7）cm。针尖在椎体后缘为准确位置，注入造影剂和 2%利多卡因 3mL。20 分钟后病人无反应，慢慢注入无水酒精或酚甘油，每一阻滞点 1～3mL。注意并发症及处理。

六、腰部交感神经阻滞镇痛疗法

该阻滞对下肢痛、血行障碍等疼痛的诊断治疗而被广泛应用。在 X 线透视引导下指导操作，判断阻滞部位，可达到预期的效果。CT 引导下腰部交感神经阻滞使安全性和有效性提高。

1．适应证

（1）下肢血管末梢血行障碍及疼痛性疾病：血栓闭塞性脉管炎、雷诺病、糖尿病性坏死、下肢难治性溃疡、下肢多汗症、大腿股骨头无菌性坏死、急慢性动脉闭塞症、闭塞性动脉硬化症等。

（2）盆腔及下肢疼痛综合征：反射性交感神经萎缩症，外伤后灼痛、幻肢痛、带状疱疹后神经痛（下肢部）、脊椎术后下肢痛等。

（3）癌症性疼痛。

（4）腹痛、腰椎及小关节周围软组织病变及下肢真菌症等。

2．阻滞技术

有傍脊椎法和经椎间盘法 2 种。

七、其他阻滞镇痛疗法

（1）臂丛阻滞：0.5%布比卡因肌沟阻滞，对上臂的疼痛作用可持续到 12～24 小时。

（2）肋间神经阻滞：对上腹部手术有 6～12 小时的止痛作用。

（3）坐骨神经或股神经阻滞：对下肢手术有 12～24 小时的止痛作用。

（4）胸膜腔阻滞：经置入的导管向胸膜腔注入 0.125%～0.25%布比卡因，可产生单侧止痛，很少产生感觉麻痹和运动阻滞，适用于单侧胸部或上腹部手术后镇痛，止痛时间、所用药量差异较大，以及并发症等因素影响，现已应用减少。

参考文献

[1] 李涵葳．现代临床麻醉与疼痛[M]．北京：科学技术文献出版社，2019.
[2] 朱翔，范后宝，张月顺．临床麻醉与疼痛诊疗[M]．北京：科学技术文献出版社，2018.
[3] 宗恩宽．临床麻醉与疼痛诊疗[M]．北京：科学技术文献出版社，2015.
[4] 冯念海．现代麻醉与疼痛治疗学[M]．北京：科学技术文献出版社，2015.
[5] 杜小兵．肿瘤科麻醉及疼痛治疗技术[M]．北京：科学技术文献出版社，2016.
[6] 曲元，刘秀芬．疼痛治疗与麻醉咨询[M]．北京：人民军医出版社，2015.
[7] 马淑敏．麻醉与疼痛治疗[M]．北京：科学技术文献出版社，2018.
[8] 陈传玉．临床麻醉及疼痛综合治疗学[M]．北京：科学技术文献出版社，2016.
[9] 王晓鹏，刘键．临床麻醉操作及疼痛治疗[M]．北京：科学技术文献出版社，2018.
[10] 胡峥嵘．实用临床麻醉技术与疼痛治疗[M]．北京：科学技术文献出版社，2019.
[11] 阚红莉．临床麻醉实践技能操作规范[M]．北京：科学技术文献出版社，2017.
[12] 杨昌明，汪世高，黄杨，刘荣莉，强华贵．麻醉学[M]．北京：科学技术文献出版社，2017.
[13] 张许霞．实用临床麻醉技术[M]．北京：科学技术文献出版社，2017.
[14] 张中军，张国清，宋晓阳．临床麻醉技术与研究[M]．北京：科学技术文献出版社，2017.
[15] 段凤梅．临床麻醉技术与监测[M]．北京：科学技术文献出版社，2017.
[16] 陈天霞．实用临床麻醉学[M]．北京：科学技术文献出版社，2017.
[17] 李杰．现代麻醉技术与临床实践[M]．北京：中国纺织出版社，2017.
[18] 吴亚辉．现代麻醉技术及临床操作[M]．北京：科学技术文献出版社，2017.
[19] 陈明．麻醉学基础与临床实践[M]．北京：科学技术文献出版社，2017.
[20] 刘淑香，李国芳，苏江涛．实用产科麻醉技术与护理[M]．北京：科学技术文献出版社，2017.
[21] 孟庆娟．妇产科疾病麻醉与诊护[M]．北京：科学技术文献出版社，2017.
[22] 唐小平．麻醉技术应用与临床[M]．北京：科学技术文献出版社，2018.
[23] 王文法，刘睿．心血管临床麻醉与新进展[M]．北京：科学技术文献出版社，2018.
[24] 孙宗建．临床麻醉技术[M]．北京：科学技术文献出版社，2018.
[25] 孙文波．实用妇产科麻醉[M]．北京：科学技术文献出版社，2018.
[26] 郑孝振．现代临床麻醉与复苏[M]．北京：科学技术文献出版社，2018.
[27] 刘志奇．麻醉诊疗常规与护理[M]．北京：科学技术文献出版社，2018.
[28] 马淑敏．麻醉与疼痛治疗[M]．北京：科学技术文献出版社，2018.
[29] 宗银东．小儿麻醉技术[M]．北京：科学技术文献出版社，2018.
[30] 胡永明．实用临床麻醉技术[M]．北京：科学技术文献出版社，2017.
[31] 杨晓春．现代医学麻醉学[M]．北京：科学技术文献出版社，2017.
[32] 谭志敏．现代麻醉技术与临床实践[M]．北京：科学技术文献出版社，2017.
[33] 杨朋朋．实用临床麻醉技术[M]．北京：科学技术文献出版社，2017.
[34] 曾因明，姚尚龙，熊利泽．麻醉学科管理学[M]．北京：人民军医出版社，2017.
[35] 叶洁．现代麻醉学临床精要[M]．北京：科学技术文献出版社，2018.